U0924119

祝总骧教授用现代科学方法介绍中国中医的人体经络方法，获得很大成功。这不仅是临床医学，也是生物物理学的重要进步。

——中央电视台《新闻联播》

“312经络锻炼法”如果能普及，可以大大提高人的健康水平，可以大量节约医疗费，而且有中国特色、中西医结合的医疗格局就会形成。

——前国家体育局局长、国际武联主席　伍绍祖

我坚持经络必有其物质基础，现在果然得到了你们的证实，这是中国人的荣誉，人类的幸福。

——中国科技史权威、英国剑桥大学前校长　李约瑟

没有祝总骧和郝金凯二位教授的全心治疗，就没有我陈景润的今日。

——著名数学家　陈景润

您的贡献在于，在传统中医理论与现代西方医学之间搭建了一座桥梁。

——美国圣约翰大学生物物理和生物学教授　理查德·康恩

祝总骧教授创编的“312经络锻炼法”是关乎全人类百岁健康的伟大事业，他一生为了这个伟大的事业，殚精竭虑、执著追求，其精神可以说是感天动地。

——“312”欧洲代表团团长、匈牙利针灸协会主席　埃利博士

“炎黄312经络锻炼法”易学易懂，更能强身健体，深获我国人民热心学习，迅速深入民心，希望大家勤练，身强体壮，继续为国家做贡献！

——马来西亚人力资源部部长及马华副总会长　冯镇安博士

我经过锻炼证明，确实对疾病有一定的疗效。我相信，只要有耐心锻炼，肯定能达到有效治病，无病强身的效果。

——马来西亚砂拉越古晋南市市长　田承凯

我属牛，看起来身体还不赖。人家问我健康长寿的秘诀，我说是能吃能睡，没心没肺，现在还得加上一条：就是我练“312”。

——北京大学妇女儿童医院名誉院长　严仁英教授(89岁)

（吕老）快90岁了，耳不聋、眼不花，每天还能看几个病人。吕老实践证明“312”可以防病、治病，使大家身体健康。“312”是好东西，大家努力学习，天天锻炼！

——前卫生部中医局局长、中医泰斗吕炳奎夫人　徐玉琴

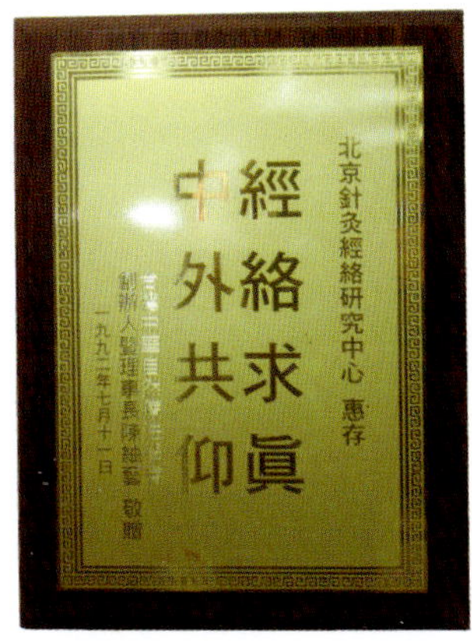

1992年7月11日，台湾省
自然疗法学会赠

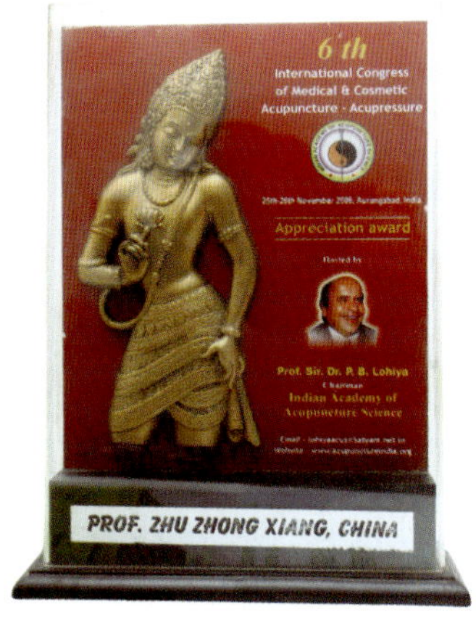

2002年12月，印度
国际针灸科学大会，黄帝内经奖

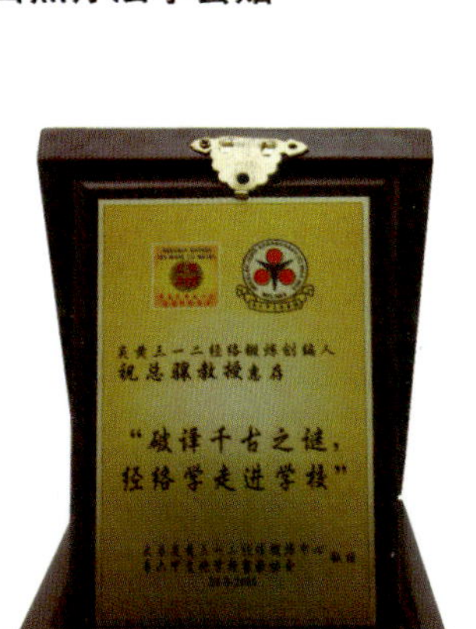

2005年9月29日，马来西亚
炎黄312经络研究中心赠

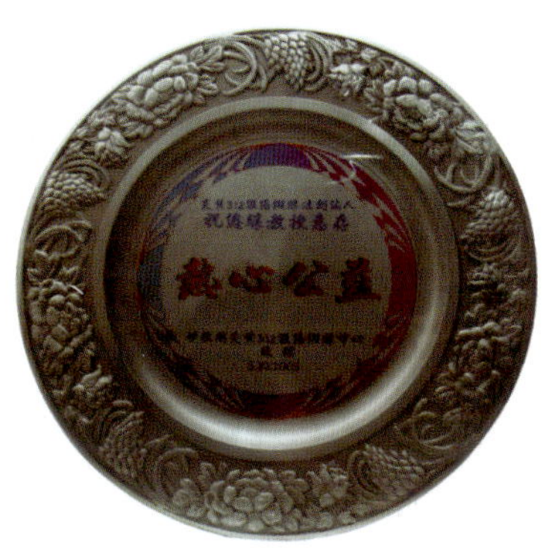

2005年12月2日，马来西亚
第一届国际经络针灸研讨会赠

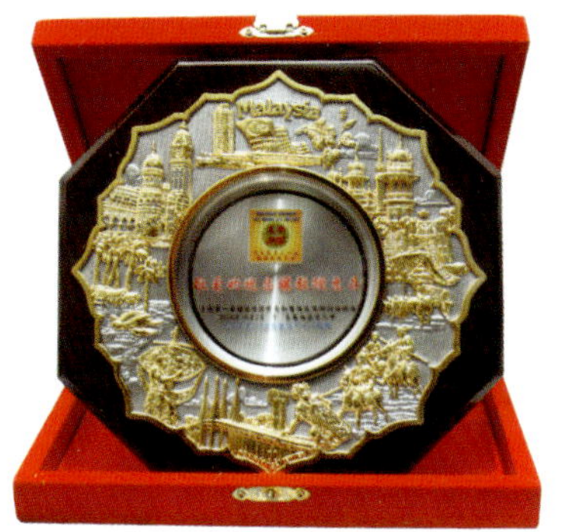

2005年10月25日
马来西亚砂拉越州赠

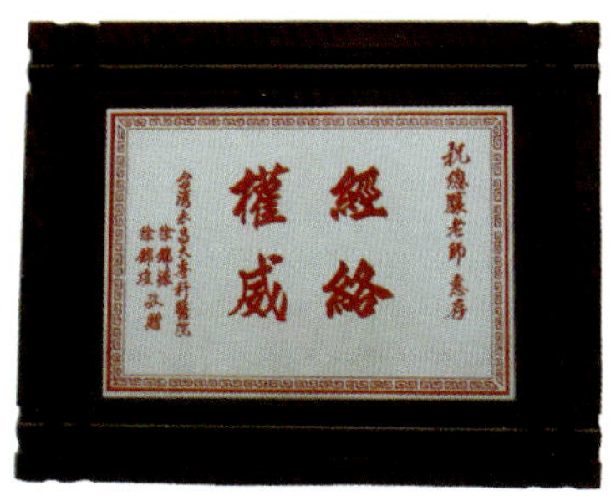

台湾省永昌大专科医院赠

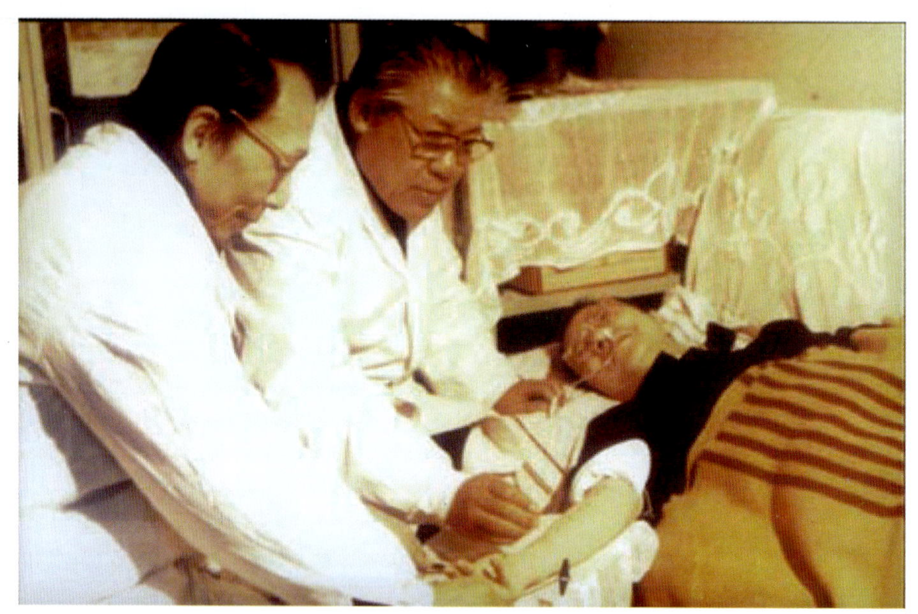

1988年祝总骧、郝金凯用针灸经络疗法为数学家陈景润教授治疗帕金森综合征

陈景润在病情大为好转后，写来了一封感谢信：

自去年11月，我院生物物理研究所经络研究组祝总骧教授及其合作者郝金凯教授给我治病，他们创造性地将经络科研成果应用于“帕金森氏病”临床治疗，使我病体有明显好转。目前在旁人稍加帮助下，我自己生活能够自理，饭食增加，吞咽自如，说话也较前清楚很多，大小便完全控制，起、坐、走路、转弯、回头等动作基本自如。总的说，整个身体素质都比经络针灸吸氧方法治疗前有显著的进步，可以说康复在望。

陈景润
1989年4月26日

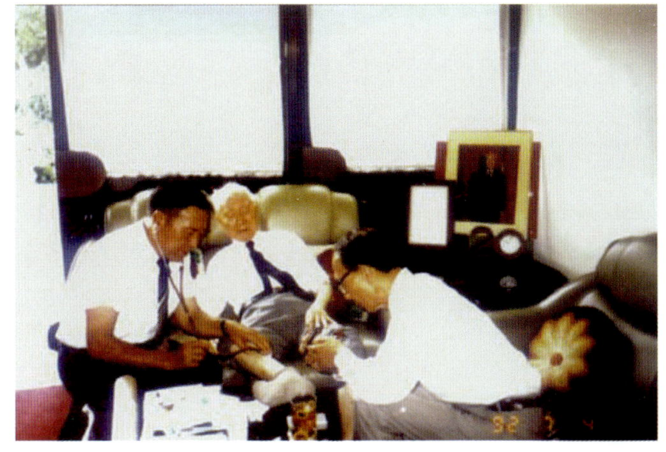

1992年祝总骧教授应邀访台为陈立夫先生测试经络

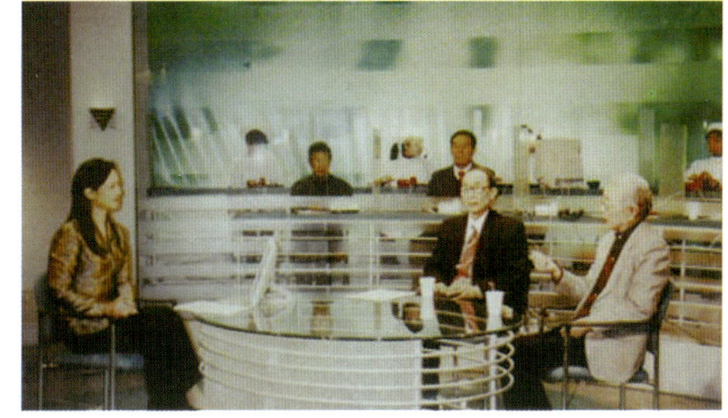

2003年7月2日，祝总骧教授做客中央电视台《健康之路》

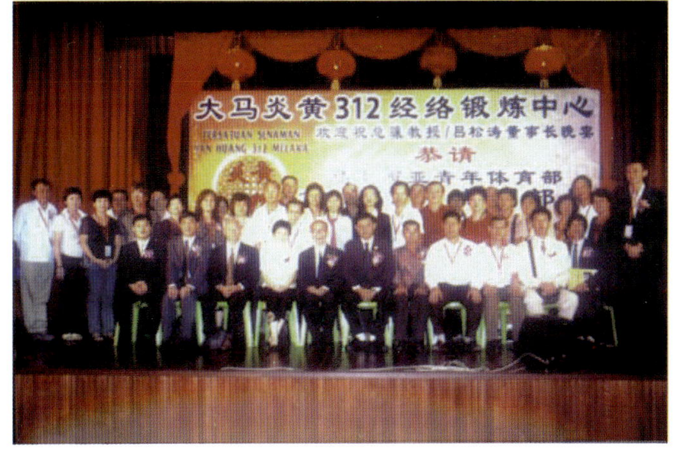

2005祝总骧教授率团访马来西亚、印度尼西亚参加千人晚宴盛会

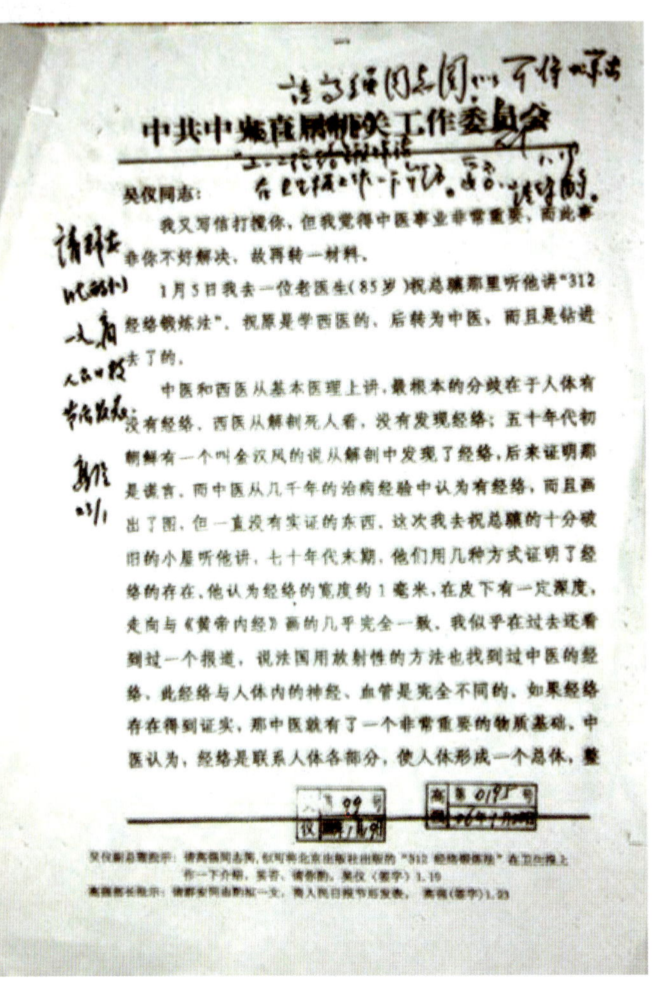

中共中央直属机关工作委员会

吴仪同志：

我又写信打搅你，但我觉得中医事业非常重要，而此事非你不好解决，故再转一材料。

1月5日我去一位老医生（85岁）祝总骧那里听他讲"312经络锻炼法"，祝原是学西医的，后转为中医，而且是钻进去了的。

中医和西医从基本医理上讲，最根本的分歧在于人体有没有经络，西医从解剖死人看，没有发现经络；五十年代初朝鲜有一个叫金汉凤的说从解剖中发现了经络，后来证明那是谎言。而中医从几千年的治病经验中认为有经络，而且画出了图，但一直没有实证的东西，这次我去祝总骧的十分破旧的小屋听他讲，七十年代末期，他们用几种方式证明了经络的存在，他认为经络的宽度约1毫米，在皮下有一定深度，走向与《黄帝内经》画的几乎完全一致。我似乎在过去还看到过一个报道，说法国用放射性的方法也找到过中医的经络，此经络与人体内的神经、血管是完全不同的。如果经络存在得到证实，那中医就有了一个非常重要的物质基础。中医认为，经络是联系人体各部分，使人体形成一个总体，整

吴仪副总理批示：请高强同志阅，似可将北京出版社出版的"312经络锻炼法"在卫生报上作一下介绍，妥否，请酌酌。吴仪（签字）1.19

高强部长批示：请鄂安同志酌拟一文，商人民日报节后发表。高强（签字）1.23

2006年1月19日，国务院前副总理吴仪对推广"312"经络锻炼法作出批示

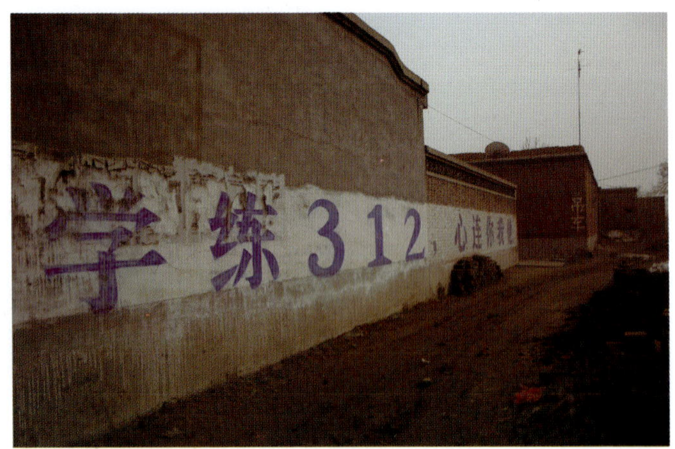

2009年12月11日
河北，翟城村标语
学练312，心连你我他

312经络锻炼法

全效升级版

祝总骧◎著

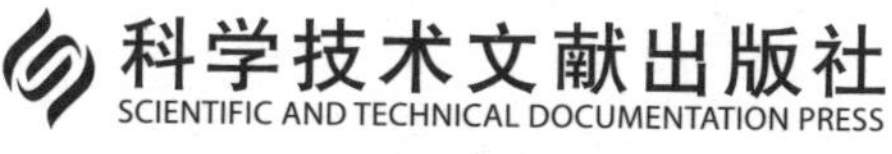

·北京·

图书在版编目（CIP）数据

312经络锻炼法：全效升级版 / 祝总骧著. — 北京：科学技术文献出版社，2015.2
（2018.3 重印）

ISBN 978-7-5023-9888-0

Ⅰ. ①3… Ⅱ. ①祝… Ⅲ. ①经络－按摩疗法（中医） Ⅳ. ①R244.1

中国版本图书馆CIP数据核字(2015)第045956号

312经络锻炼法：全效升级版

策划编辑：田文正　　责任编辑：周明理　　责任校对：赵　瑗　　责任出版：张志平

出 版 者　科学技术文献出版社
地　　址　北京市复兴路15号　邮编 100038
编 务 部　（010）58882938，58882087（传真）
发 行 部　（010）58882868，58882874（传真）
邮 购 部　（010）58882873
销 售 部　（010）63275378，63489791（传真）
官方网址　www.stdp.com.cn
发 行 者　科学技术文献出版社发行　全国各地新华书店经销
印 刷 者　北京兰星球彩色印刷有限公司
版　　次　2015年2月第1版　2018年3月第2次印刷
开　　本　787×1092　1/16
字　　数　150千
印　　张　20
书　　号　ISBN 978-7-5023-9888-0
定　　价　32.00元

版权所有　违法必究

购买本社图书，凡字迹不清、缺页、倒页、脱页者，本社发行部负责调换

目录

第一章 经络——老祖宗传下来的养生救命至宝

中国是世界上文明起源最早的国家之一，我们的老祖宗不仅发明了造纸、火药、指南针、印刷术等，还创立了针灸经络学说。针灸经络养生学说作为老祖宗传下来的养生救命至宝，其意义伟大，影响深远。

第二章 “312”——最简单有效的百岁健康养生方法

312 经络锻炼法是将推拿按摩、腹式呼吸和体育锻炼相结合而发明出的一种简单有效的经络锻炼法。这种方法不仅简单易学、省时省力，无论男女老少都可以进行，而且效果明显，只要每天坚持半个小时，就能让我们拥有健康的身体和生活。

第三章　相信“312”，它能治愈您的顽疾

经络是确实存在于人体之中的，312 经络锻炼法也确实是科学的、有效的，是经过很多人亲身实践之后认可的。无论是对于癌症、冠心病、高血压、糖尿病等慢性病还是对于一些常见的腰酸背痛、下肢麻木、便秘、肥胖等，都有很好的疗效。

第四章 **健康生活“312”**

健康的生活，任何年龄段的人都需要。无论是爱美的年轻女性、为生活奔波劳累的年轻人还是垂垂老矣的老年人，他们都希望自己健康快乐地活着。可是很多时候这个愿望在疾病、病痛等因素的影响下变得无影无踪。这时我们就应该拿起“312”的健康武器，祛除病痛，找回我们的健康生活。

第五章　寻找自己的“312”

要想让“312”经络锻炼效果明显,就必须找到属于自己的“312”。因为每个人的身体状况都是不同的。中医也讲究“辨证施治”,我们只有根据自己的身体,摸索出一套适合自己的“312”,这样才能够达到更好的效果。

第一章

经络——老祖宗传下来的养生救命至宝

中国是世界上文明起源最早的国家之一，我们的老祖宗不仅发明了造纸、火药、指南针、印刷术等，还创立了针灸经络学说。针灸经络养生学说作为老祖宗传下来的养生救命至宝，其意义伟大，影响深远。

自己的健康，自己把握

健康幸福是人类一直所追求的，然而随着科技、文化的进步，现代人面临的健康问题却越发突出。尽管各种药物层出不穷，却多是治标不治本。其实，人体自有大药——这就是经络。

• “唐僧肉”可不好吃

在两千多年前，秦始皇派徐福带着 200 童男童女，东渡到日本，目的是为了寻找“不死之药”。从此之后，从汉武帝到唐明皇，从葛洪到孙思邈，历朝历代的皇帝也好，炼丹方士也好，大家都在为了健康长寿而孜孜以求。一直到明代的吴承恩写《西游记》，还在里面编造了吃了可以长生不死的“唐僧肉”。

人想要长生不老，当然是不可能的。但是，这些故事也反映出，自古以来人们对死亡和疾病的恐惧。到了工业化时代，随着工业垃圾的泛滥、生活环境的急剧恶化，拥有一个健康的身体，每个人都梦寐以求。

• 生活好了，病却多了

随着科技的发展，现代医学技术突飞猛进，不断生产出各类药

长寿不等于健康，没有健康的身体，即使活得再长，也是给家人增加负担，给自己添加痛苦。

物，我们的梦想就能实现了吗？很显然，并不是如此。相反，我们面临的疾病与以往相比有增无减，高血压、冠心病、糖尿病、癌症……种种现代病接踵而至，甚至现代医学对这些疾病也是束手无策，根本就没有办法治愈。医生们所能够做的，也就是用药物暂时性地缓解症状。长此以往，这些药物的副作用也会凸现出来，对人体造成进一步的伤害。

尤其是人到老年，更容易患上各种慢性病，甚至丧失自我生活的能力。日常生活靠别人照料，甚至吃喝拉撒都必须要专人照料，这样的长寿，不但自己痛苦，也给家庭和社会带来了沉重的负担。因此，没有健康的身体，即使获得再长的寿命，恐怕也是很不快乐的。

为什么会出现这种情况呢？主要原因可以归结到3个方面：

第一，在寻求健康的努力中，我们往往过多依赖医生、药物和医疗设施，很少重视自身的调节作用。其实现代医学很早就开始反省自身的不足，如许多健康专家指出：真正能解决健康问题的不是医学，医学只能解决健康里很小的一部分，大约只占10%。实际上，健康是把握在自己手中的。

第二，我们现代生活过于依赖机器：出远门有飞机、火车和汽车，上街也有地铁、公交，回家上楼还有电梯可以用，洗衣服又用

现代生活的问题就在于过于依赖机器，直接的结果就是体力劳动与脑力劳动失衡，进而导致身体机能的失衡，才产生很多“现代病”。

上了洗衣机……这些技术虽然给人们的生活带来便利，但是另一方面也使得人远离了劳动。尤其是现在的年轻人，平时上班时间紧张，下班之后也就是做做饭、看看电视、上上网，很少有人能够坚持锻炼，而工作中又根本没有体力劳动的机会或者锻炼的时间。这样造成的一个后果就是体力劳动与脑力劳动失衡，长时间不运动，机体功能肯定会失衡。

第三，一般人不具备足够的健康知识和医学常识，当疾病找上门后，就只能急急忙忙上医院，打点滴、吃药，或者就是开刀做手术。这样能够治好那还好，问题是很多人特别是中老年人患了慢性病后，现代医学根本就起不了太大作用，吃药的时候可以缓解缓解，药一停马上复发，甚至恶化。好一点的一生就这样靠吃药维系着自己的健康，把自己吃成个“药罐子”，不好的甚至因为药物的副作用而丧命。

• 中医治病就像砂锅炖汤

面对这样的难题，我们难道只有束手无策的份吗？面对西医无法解决的问题，难道我们就无能为力了吗？

很多人都觉得中医并不科学，因为它不能马上见效。那么，事实是不是就是如此呢？很显然不是。在这里我们举个很简单、大家

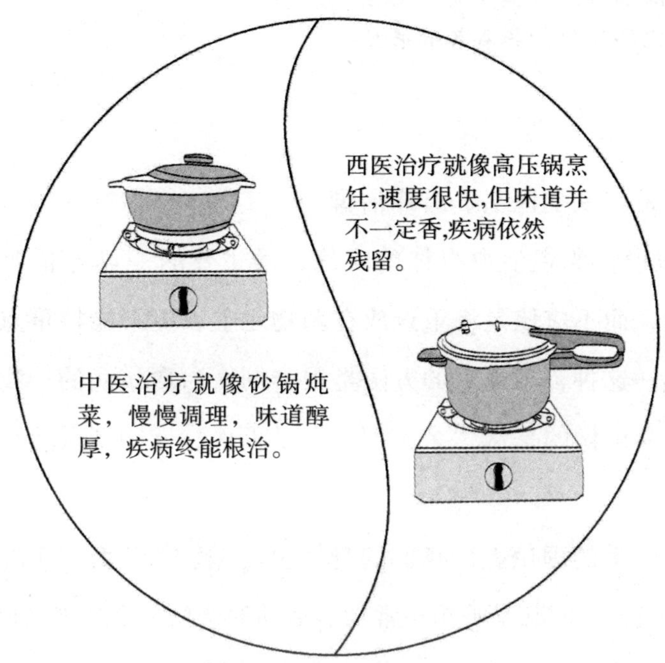

都有经验的例子：同样是炖一锅汤，如果用现代的设备如高压锅，可能只需要5到10分钟，就能把汤做好；可是如果使用我们常见的砂锅，可能需要3到5个小时。相比较而言，后者所需要的时间确实更长。可是，我们不仅仅要讲究时间，还要讲究效果。这两种方法炖出来的汤，哪一种更鲜美呢？毫无疑问是砂锅炖出来的。为什么呢？因为只有经过一定时间的熬煮，菜肴当中的味道才会真正渗透出来。正如治病一样，只有慢慢调理，病症才能最终被连根拔掉。

西医就好比是高压锅，能在短时间里达到目的，但是从长远的效果来看，并不是很好；而中医就好比是砂锅，虽然不能很快见效，但是一旦见效，效果远在西医之上。因为中医讲究的是全身调

中医治病好比砂锅炖汤，西医治病则好比高压锅，各有各的长处和不足。

理，而不是“头痛医头、脚痛治脚”。

所以说，要想治愈身体的疾病，最主要的一点还是要回归到身体本身，而不应该是将重点放在药物之上，更不能将重点放在手术之上——这种舍本逐末的方法是很难彻底治愈疾病的。我们要做的、而且应该做的是从“舍本逐末”的西医，回归到自然疗法、传统中医学。

在中医学的理论上，我们的身体由“精、气、血、津液”等基本物质构成，它们既是脏腑正常功能活动的产物，反过来又成为脏腑机能活动的物质基础。当然，这些人体的物质构成部分要想正常活动，就必须涉及身体的另外一个组成部分：经络。只有经络通，“精、气、血、津液”等基本物质才能顺畅，才能达到彻底治愈疾病的目的。

经络学说是我国古代的伟大发明，它是我们人体中一个无形的调度和控制系统，在人们不知不觉之间控制和决定着人体的健康。经络失去控制是形成疾病的根本原因，而疾病的痊愈或康复则是经络调控的结果。

《黄帝内经》中说：“经脉者，所以行气血，营阴阳，决死生，处百病，调虚实，不可不通。”也就是说生命是否存在，决定于经络。疾病之所以发生，是由于经络出了问题。疾病之所以能够治疗，也是由于经络的调控作用。

“312”健康问答

问：中医和西医在疾病的治疗上到底有什么不同？

答：西医，讲究的是治病，为治病而治病；而中医不仅讲究治病，也讲究养病。西医的“为治病而治病”只注重结果，时效性短，复发的可能性非常大。而中医的“既治病又养病”则注重长期性，做到将病症“连根拔起”，复发的可能性比较小，因此疗效也就比较慢，需要时间比较长。

问：为什么西医对现代的很多疾病都束手无策？

答：从某种程度上来说，西医是一种治标不治本的做法，也就是用药物暂时性地缓解症状，而没有做到将病症“连根拔起”。时间一长，这些疾病复发的可能性比较大。更何况，“是药三分毒”，药物使用过多，它们的副作用也会凸现出来，对人体造成进一步的伤害。

问：经络对于人体的健康起到什么作用？

答：经络是我们人体中一个无形的调度和控制系统，在人们不知不觉间控制和决定着人体的健康。只有经络通，“精、气、血、津液”等基本物质才能顺畅。而一旦经络失去控制，就会形成疾病，疾病的痊愈或康复则是经络调控作用的结果。

经络是关系到人类前途的问题

经络虽然被我们的老祖宗沿用了两千多年，但是迄今为止却很少有人能够说清楚经络到底是什么东西。其实，无论是针灸、气功、拔罐还是运动，说到底都是刺激经络，以此来发挥其调节人体功能的作用。

● 经络是关系到人类前途的问题

我们为什么那么重视这个经络的问题？我认为这个问题关系到人类的前途。经络是一个人身体的总的调控系统，这个问题的很多方面还没有研究到位，咱们刚开始研究，我们只是在学习古人留下的宝贵经验。应该说，我们距离解决经络的原理、经络的实质问题还很远。但是，从对古人经验的学习，和我们现在的中医实践中，不难看出经络养生将会大有作为。

为什么会大有作为呢？因为这个经络存在您的身上，是个别的存在，其作用跟所有的人体的十大系统，即神经系统、血管系统、消化系统、排泄系统等，都有不一样之处。在我看来，经络在整个人体里居于统治的地位，其 14 条经脉实际上是身体的各个系统的

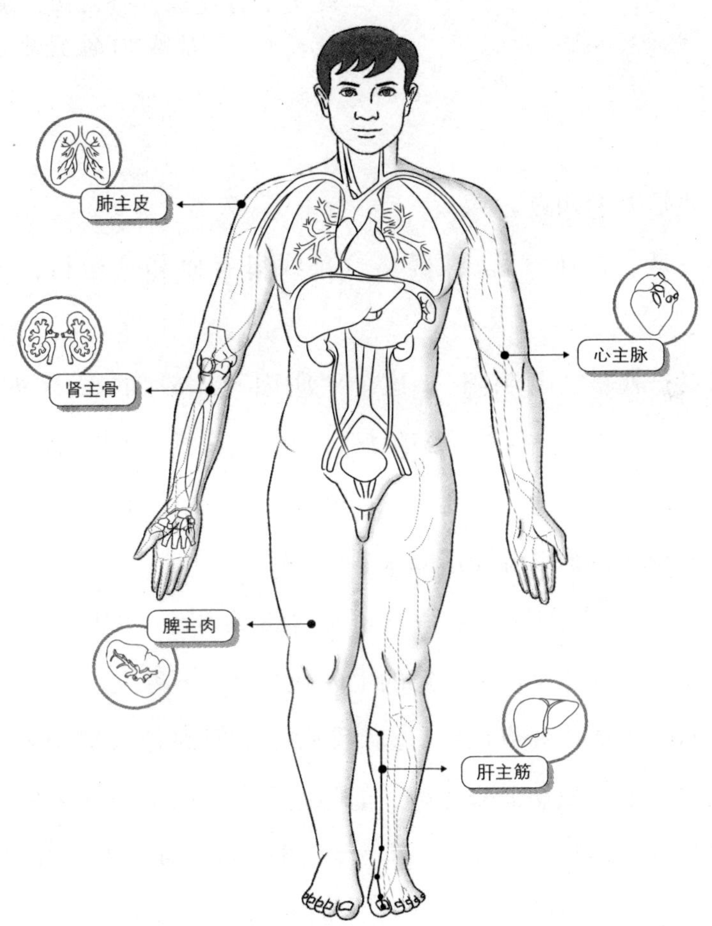

“总调度”。

● 《黄帝内经》讲述经络的作用

这个说法也不是现在发明的，也不是我们现在创造出来的，是我们老祖先在两千多年以前就说的，在《黄帝内经》里边讲得很清楚。人身上的经络到底是干什么的？经络在您的身体里所起的作

《黄帝内经》讲经络的作用就是“行气血，营阴阳，决死生，处百病”。跟我们的健康密切相关。

用，主要是以下四点。

第一是“行血气”。在经络这条线里有血和气运行，这就是“行血气”。

第二，就是“营阴阳”。这个“阴阳”比较抽象，不好理解。简单说，“营阴阳”就是给您治病，使您全身的各个功能、各个系统的功能都达到平衡，不能紊乱。现在讲和谐，实际上，是经络系统使您全身的各个系统和谐起来。

第三，就是“决死生”。这也是《黄帝内经》的原话。也就是说经络在您的身体里，决定您的生命到底存在不存在。

第四，就是“处百病”。这和我们养生保健是密切相关了，也就是说“真正要想您的身体好，能够健康能够快乐，或者是说治疗疾病，要靠经络系统”。经络有“决死生，处百病”的作用。

“行血气，营阴阳，决死生，处百病”，共 4 句，12 个字。实际上这 12 个字，就概括了经络在人体里边的作用。

特别是有病的人，你病愈，不去靠经络，你的病就治不好。经络就这么重要。我们现在的西医界，却基本上不相信这 4 句话。作为一个西医工作者，我感觉很遗憾。

西医界对“经络”这个概念，到现在都很模糊，甚至基本上不去讨论。

• 到底经络是真是假

到底这经络是真的还是假的，恐怕目前为止能够答上来的人还不多。那么我自己呢，应该算是西医出身。60 年前，我就在北京医科大学和协和医科大学教生理学。我原来是学化学的，可是毕业后，我开始从事生理学方面的工作。我在北医还有协和都是学习生理学，还进行生理学的研究。也就是说，我本来是西医出身。在研究经络之前，我从事西医工作已经 30 年了，从 20 世纪 40 年代到 70 年代。我在从事西医工作的时候，不知道经络是怎么回事儿。

直到今天，假如您到我们医科大学或者是到以西医为主的医院去，问问这些专家教授们经络到底是怎么回事儿，他们都不会给您一个满意答复。因为我们在教生理学的时候，我从来也不讲人身上有这么一个控制系统，叫作经络。为什么不讲？因为那个时候我也不相信，我根本就不相信人身上还有这么一个控制系统。那时候我们讲的是神经、血管这样一个神经体液的调节控制系统，是人体的一个主要的调控系统；从来没有人讲到过人身上还有一个经络控制系统。我们这些医学工作者，尚且不相信人身上有经络，咱们一般老百姓呢，只是听说过有经络这件事情，到底经络是真的还是假的，还是一个问号。

• 一开始我也不相信经络存在

到今天为止，我们从事西医工作的，不管是医生也好，专家教授也好，基本上都不讲经络。这里边有一个核心的问题：他们为什么不相信经络的存在？不是他们故意不想相信，应该这么说，是找不到经络。西医界的专家教授们，就想不到除了神经血管以外，还有另外一个重要的控制系统，原因就是经络是看不见、摸不着的。我也找不到，任何一个人都找不到、看不见经络，更别说解剖出来。所以，到现在为止，西医界仍然对经络这个概念感到很模糊，甚至基本上不去讨论。

"312"健康问答

问：体育锻炼为什么能保证健康？

答：体育锻炼能使全身经络气血畅通、心情舒畅，自然防治百病。体育锻炼在增强体力精力的同时，也增强了老年人健康的信心。

问：体育锻炼能防治什么疾病？

答：体育锻炼对防治高血压、心脏病、糖尿病、失眠、哮喘、气管炎、溃疡病、消化系统疾病、泌尿生殖系统疾病、关节炎、帕金森综合征、中风后遗症等都有良好疗效，对中风、心梗、癌症也有预防作用。

问：我们做的很多事情都是有利于健康的，而这些很多都是通过经络起作用的，可以这么理解吗？

答：可以这么理解。因为经络是人体健康的保证，只有经络通，健康才能有所保证。

10 年研究，破解“经络”千年疑团

一根小小的银针扎在病人手上，通上电流，就可以在甲状腺切除手术过程中起到麻醉的作用，并且手术时病人面带笑容，没有任何痛苦的表情。尼克松看后百思不得其解，却没人能告诉他针刺麻醉的原理是什么。

• 美国总统尼克松的困惑——什么是经络

为什么说针灸、按摩能达到治病的效果？为什么说这种效果是通过经络起作用的？虽然确确实实存在经络，但是我们该如何证明这种存在呢？如何证明这并不是我们的主观臆断呢？为此，曾经在西医领域研究多年的我开始涉足中医领域，为了一个共同的目标开始努力。

1943 年，我毕业于北平中国大学化学系，后供职于中国石油公司。1947 年转入北京医科大学任生理学讲师，从事心脏生理学研究并有多篇论文问世。1956 年到中国协和医科大学任教，并开始对高血压发病原理进行研究。研究中我发现患有高血压的大鼠，脑组织中儿茶酚胺能含量高于正常大鼠，得出了“交感神经亢进是诱发高血压的重要原因”的结论。1973 年后，我进入中国科学院生物物理所，开始倾注 30 多年心血来研究博大精深的中医经络学。

针刺麻醉在我国有几千年的历史，不光用于甲状腺切除手术，拔牙也同样有效果。

我对于经络的认识是有一个契机的，这个契机要追溯到1972年美国总统尼克松访华期间的一次对话。当时尼克松在周恩来总理的陪同下参观了“针刺麻醉”。一根小小的银针扎在病人手上，通上电流，就可以在甲状腺切除手术过程中起到麻醉的作用，并且手术时病人面带笑容，没有任何痛苦的表情。尼克松看后百思不得其解。我国医生解释，这根针扎在手的合谷穴上，循经络到达头颈部，就可以起到麻醉作用。不光是用于甲状腺切除手术，拔牙也同样有效。这种麻醉方法在古代医书上就有记载。

尼克松追问道：“什么叫经络？它有哪些功能和特点？”

当时，咱们的这个专家就答不上来。可是呢，我们的敬爱的周总理知道这件事情，尼克松就问敬爱的周总理，周总理答的是很巧妙，他说：“这个是我们中国医学的传统，是我们的精华，是我们的国宝。几千年我们就知道这个针刺能够镇痛，所以我们现在把这个针刺镇痛技术发展了，让大家都做这个针刺，而且能够做手术。我们早就掌握了这个东西，只不过是现在才让他们知道。现在呢，你问我什么原因，这是古书传下来的，我们正在做研究呢。”

• 响应周总理的号召，从事经络研究

周总理是很机智的。尼克松走后，周总理召集在北京的医学院

校、中科院、北京大学等有关单位的专家学者讨论此事，并指出“尽快将经络的实质搞清楚”，“中医的经络理论，不要墙内开花墙外结果”。为此，国家科委将“经络研究”列为国家重点科技研究项目，从“六五”计划到“九五”计划，组织大量人力、财力进行综合研究，取得了令世人瞩目的成果。

在这样的契机下，我开始接触经络，并且开始深入研究。

我们现在用针灸进行手术麻醉，完全是靠经络的理论。这使我们当时就认识到，没有经络的话，人不可能失去痛觉。那么，既然经络是在人身上客观存在的，可是我们作为西医工作者，不相信经络是存在的。对这个问题，我觉得我有责任。作为一个医学工作者，我有责任帮助各位专家们，乃至全国的老百姓，来解决到底这个经络是不是真实存在的问题。所以我从协和医院到了中国科学院，我主要的目的就是要解决人们所说“经络是看不见摸不着，所以经络是不存在”的问题。我就是要看看为什么扎了针以后，这人就能够做手术。

为什么扎了针以后，这个人就能够失去了痛觉，就能做手术？到底这个经络是不是真实存在的？我想尼克松提的问题，也是咱们每一个人会有的问题。所以我就想了，除了针刺麻醉，它还能治疗各种疾病。针灸能够治病这个事情，大家还是公认的。炎症呀，哮

针灸对炎症、哮喘等病症都有疗效，包括拔罐、刮痧等民间疗法都不用药，这是中医的一个优势。

喘呀，各种疾病，针灸都能够治疗，都有效。这是中医的一个优势。中医没有用药，特别是用针刺，或者是用拔罐，而且很多的民间疗法都不用药，但是能够把病治好。

所以我就感觉到，当前我们的医学界，不管是中医也好，西医也好，要搞清楚这个经络到底是真的还是假的。你要是不解决这个问题，你回答不了尼克松的问题，怎么能够提高咱们的医疗水平呢？每天都吃药，吃不起呀。而且在农村边远地区，吃不到药，怎么办呢？所以我当时就想，作为医务工作者，我们有责任是解决经络到底是真实存在的还是不存在的问题。

• 研究经络是我人生一大转折

70 年代对我来讲，是一个很大的转折。这是受环境，特别是周总理他提出的这个问题的影响所致。我这一干就是 37 年。这 37 年，我主要的任务就是要搞清楚到底我们祖先讲的这个经络，14 条经脉，12 条正经，还有奇经八脉，这 14 条经脉到底是不是真实存在的。我想谈一谈这个经络，证明他是客观存在的。

我简单地说一下这个实验是怎么做的。我就拿了一个小的叩诊锤敲打您的皮肤，因为经络是在皮肤上面。咱们所谓的 14 条经脉，按照我们古人的发现，这 14 条经脉都长在皮肤上边，而且每一条

用叩诊锤敲打经脉，声音比非经脉的地方要高亢，14 条经脉线都是这样。

线的位置都是固定的。我们古代，从两千多年前的《黄帝内经》，就把这 14 条经脉都画出来了。到了宋朝，有人把这个图刻在一个真人大小的铜人的模型上面，就把这 14 条经脉都画出来，每一条经络都有几十个穴位，加在一起有三百六十多个穴位。我们针灸学就是靠这个去扎针。前面说的针刺麻醉，也就是根据铜人图扎穴位。

按照铜人图扎穴位，就能治病，就能够镇痛。然而西方医学认为这个 14 条经脉是不存在的，因为看不见摸不着，解剖不出来。难道看不到摸不着，解剖不出来的东西，就不存在吗？所以我就通过刚才说的那个声学的实验，用一个小的叩诊锤敲打人的皮肤。当这个叩诊锤敲打到了这个经脉上的时候，声音是高亢的；当这个叩诊锤敲打离开了经脉，一般的皮肤上，声音变得低沉。14 条经脉都有其固定位置，离开了这条线的位置，就不是经络了。我就是通过高亢的声音和低沉的声音对比，使大家，首先使我自己相信这是真的。

通过这个实验大家可以听到，当这个叩诊锤敲打到了您的这个经脉线上的时候，是高亢的声音；当这个叩诊锤敲打到了一般的皮肤上，是一个低沉的声音，没有例外。怎么叫没有例外？不是说我敲打的这一个点，跟别的点有差别，整个的这条经脉线上都能够

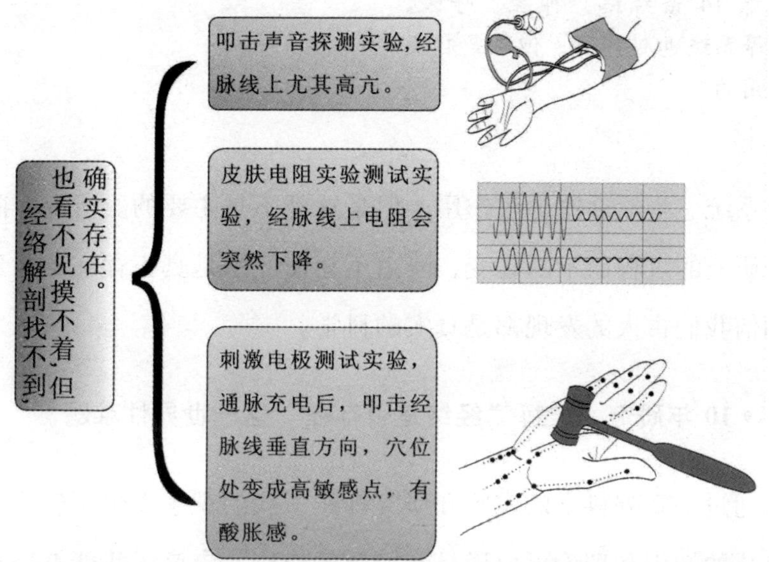

发出来高亢的声音，所有的人都一样。结果呢，我是从1条经脉一直做到14条经脉，我全都是用这敲打的办法。还有别的办法，用生物学的办法，都能证明这条经脉是真实存在的。不但是真实存在的，而且是有物质基础的。在显微镜底下，我们也都发现了，他有各种物理现象，有声音、有电、有光、有热，比如说利用同位素循行跟踪，都发现经络有其物质基础。

所以，以我现在的看法，我应坦率地说，和现在我们的西医界看法完全是不一样的。我的看法就是：这个经络在人身体上是确确实实有物质结构的，是能产生各种能量的这样一个控制系统。这个控制系统不能够忽略，你要是忽略了这个控制系统，你要想看好别人的病，是可能性不大了。因为真正控制您健康、保障您健康的是靠这14条经脉，不是靠的您这个呼吸、循环、消化、内分泌、神

真正控制您健康、保障您健康的是靠 14 条经络，神经、呼吸、消化等系统也起作用，但不是起决定作用的。

经等系统。当然这些都有作用，但是这都不是主要的。所以，随着这个研究的过程而不断转变，我由不相信经络是真正存在的，到现在相信我们古人的发现都是真实的科学。

• 10 年研究，破解“经络是否存在”这一世界性难题

通过一系列科学的实验和研究探索，我的观念发生了转变，对我以往的知识和理论可以说是有颠覆的作用。应该说我能够坚持搞经络研究，而且现在我们提出了用经络养生来解决人类的健康问题，要没有这种转变，是很难的。我们现在的工作发展很快，由于有国家的重视，还有老百姓的认可。还因为使用这个办法，真有效，你扎针之后真有效，吃中药真有效。中医除了有效，还有科学性。我们首先是解决了“中医是一套科学的体系”这个问题。过去人们看中医，尤其是对经络的认识，是很肤浅的，很多人根本就不相信经络的存在。

通过种种方法证明经络的存在，这条路我整整走了 10 年。我从 1972 年开始，一直到 1982 年，基本上就是用 3 种科学的办法。一种是我们现在就叫作生物学的办法，一种是电学的办法，还有一种我自己用的隐性感传的办法。我用 3 种科学的办法，都证明我们祖先所发现的这 14 条经脉全是真实的科学，而且这个科学性强得

经络的宽度大约在1毫米，在每个人身上的位置也都是一样的，而且终身不变。

使你没办法不相信。用我们的这3种办法所发现的这14条经脉，其宽度只有1毫米。

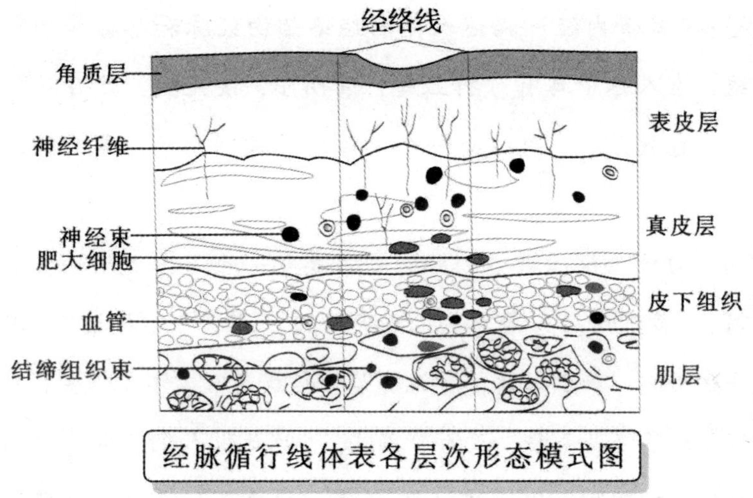

经脉循行线体表各层次形态模式图

很奇怪，经脉与神经血管都不一样。神经有粗的神经、细的神经，血管有粗的血管、细的血管，但是经络不一样，用我们这3种办法所测出来的经络，14条经络，全都是1毫米，而且是终身不变的，位置在每个人身上都一样也是终身不变。这使我感觉我们祖先太伟大了。经络的发现，要比四大发明要早，他对人类的贡献更大。因为他的贡献不仅是在过去、现在，对于将来的影响，会是非常非常深远的。

“312”健康问答

问：《黄帝内经》是如何论述人体经络的存在和功能的？

答：《黄帝内经》描述人体的经络是由经脉和络脉等组成的网络系统，在人体中具有“行血气，营阴阳，决死生，处百病”的重大作用。也就是说，经络是一个人体的总控制系统，具有防治百病的作用。

问：为什么说《黄帝内经》是人类第一个百岁健康的宣言书？

答：《黄帝内经·素问·上古天真论》说：“上古之人，其知道者，法于阴阳，和于术数，食饮有节，起居有常，不妄作劳，故能形与神俱，而尽终其天年，度百岁乃去。”就是说人们只要生活行为方法与自然界的阴阳变化规律（即“道”的含义）一致，就能达到百岁以上。所以《黄帝内经》是人类第一个“百岁宣言书”。

问：为什么说现代人类的寿命正在不断延长？

答：我国解放前人们的平均寿命不过 35 岁。由于国家兴旺，生活条件日益改善，爱国卫生运动的普及和医疗保健措施的发展，传染病和恶性疾病的控制，使我国人民的平均寿命到 1990 年已达 70 岁，并且在不断延长。如果从现在开始，普及经络知识和锻炼方法，认识提高，人人百岁健康完全能实现。

十二经络，打开人体健康之门的钥匙

经络是人体内一个无形的调度和控制系统，在不知不觉间控制和决定着人体的健康，人体便有了自我调节、自我医疗和适应环境的能力。我们的老祖宗早在两千多年前就发现了这一点。

● 经络是人体无形的调度、控制系统

经络学说是我们祖国医学基础理论的核心之一。在两千多年的中医医学长河中，经络学说一直为保障中华民族的健康发挥着重要作用。由于经络是人体内一个无形的调度和控制系统，在不知不觉间控制和决定着人体的健康，人体便有了自我调节、自我医疗和适应环境的能力。而这种人体的潜在能力，为人们自身的养生保健作出了很多的贡献。

经络是人体经脉与络脉的总称，经脉和络脉是全身气血、脏腑和肢体联系、沟通上下内外的通路。直行的干线称为经，由经脉分出来的支脉叫作络。我们都知道，保持经络锻炼有利于我们的健康，但是另一个问题出来了：我们的经络又在哪里呢？接下来我们就说说常见的十二经络，以便让我们能够轻松掌握自己的经络。

要掌握经络，首先得从宋代铜人像开始。

宋代的著名医学家王惟一（987—1067 年），把《黄帝内经》里描述的 14 条经脉线刻画在一个铜人模型上，成为世界上第一具针灸经络学教学、科研和临床治病的模型。在这具模型上不仅详细刻画了 14 条经脉线，而且还在这 14 条经脉线上刻出了 354 个穴位。也就是说，从春秋战国时期到宋朝的 1500 年间，这 14 条经脉线被中医学家一直保存下来，为千千万万炎黄子孙的保健医疗作出了巨大的贡献。

• 什么是奇经八脉

《黄帝内经》中写道，经脉可分为正经和奇经两类。正经有十二条，即手、足三阳经和手、足三阴经，合称“十二正经”，是人体内气血运行的主要通道。

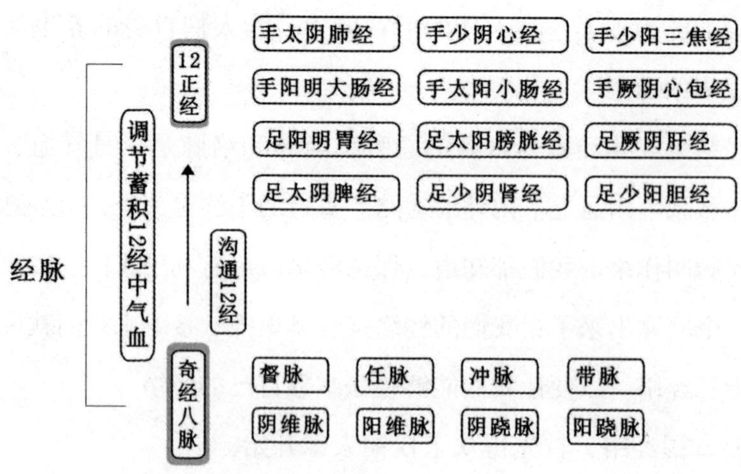

任脉走行于人体前正中线，统管全身各阴脉；督脉走行于人体后正中线，统管全身各阳脉。

“十二正经”有一定的起点和止点，有一定的循行路线和走向，各经之间通过别络交接，每一条经脉分别属于一个脏或一个腑，与体内的五脏六腑有直接的络属关系。手、足三阴经与手、足三阳经互为表里关系。手经行自上肢；足经行自下肢。阴经走行于四肢内侧，属脏；阳经走行于四肢外侧，属腑。奇经有八条，称“奇经八脉”，其中任脉走行于人体前正中线，统管全身各阴脉；督脉走行于人体后正中线，统管全身各阳脉。在经络系统中有气血和能量运行，以维持人体的各种生理功能和生命活动。在这个网络系统中，“十二正经脉”对全身起着重要的调控和主导作用。

- **十二经脉图解**

下面，我们来了解一下什么是十二经脉。

十二经脉是经络学说的主要内容。“十二经脉者，内属于腑脏，外络于肢节。”这句话概括地说明了十二经脉的分布特点：在人体内部，隶属于脏腑；在身体外部，分布于躯体。又因为经脉是“行血气”的，它的循行有一定方向，就是所说的“脉行之逆顺”，后来称为“流注”；各经脉之间还通过分支互相联系，就是所说的“外内之应，皆有表里”。

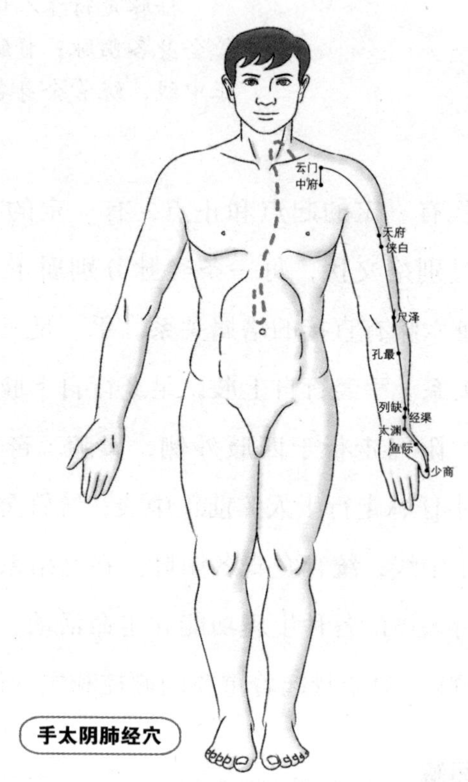

手太阴肺经穴

手太阴肺经：手太阴肺经从腹部开始，向下联络大肠，回过来沿着胃的上口贯穿膈肌，进入肺脏，从肺横行出胸壁外上方，走向腋下，沿上臂前外侧，至肘中后再沿前臂桡侧下行至寸口，又沿手掌大鱼际外缘出拇指侧端。

主治的疾病主要有：各种急慢性气管炎、支气管炎、哮喘、咳嗽、胸痛、鼻炎、咽炎等。之所以能治疗这些疾病，原因非常简单，手太阴肺经是通过肺脏的，只要我们通过按摩能使这条肺经活跃起来，那么有关呼吸道的疾病就基本上都能治愈。

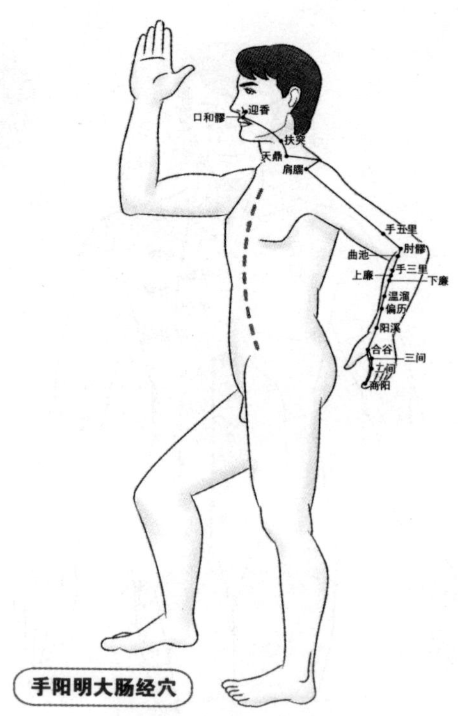

手阳明大肠经穴

手阳明大肠经：从手指的食指指端开始，通过食指内侧往上，在手掌的第一、第二掌骨之间通过，进入拇指长、短伸肌腱之中，沿手臂前臂的桡侧进入手肘外侧，再沿上臂前外侧上行达到肩部，然后向下进入锁骨上窝，联络肺脏，通过膈肌，最后进入大肠。

主治的疾病主要有：感冒、发热、头痛、支气管炎、面神经炎、面瘫、牙痛、耳鸣、耳聋、三叉神经痛等。之所以能治愈这些疾病，原因就在于这条经络不仅仅通过肺脏，还通过锁骨等地方，打通联络面部的经络。因此，诸如面瘫、牙痛、耳鸣等疾病都能治愈。

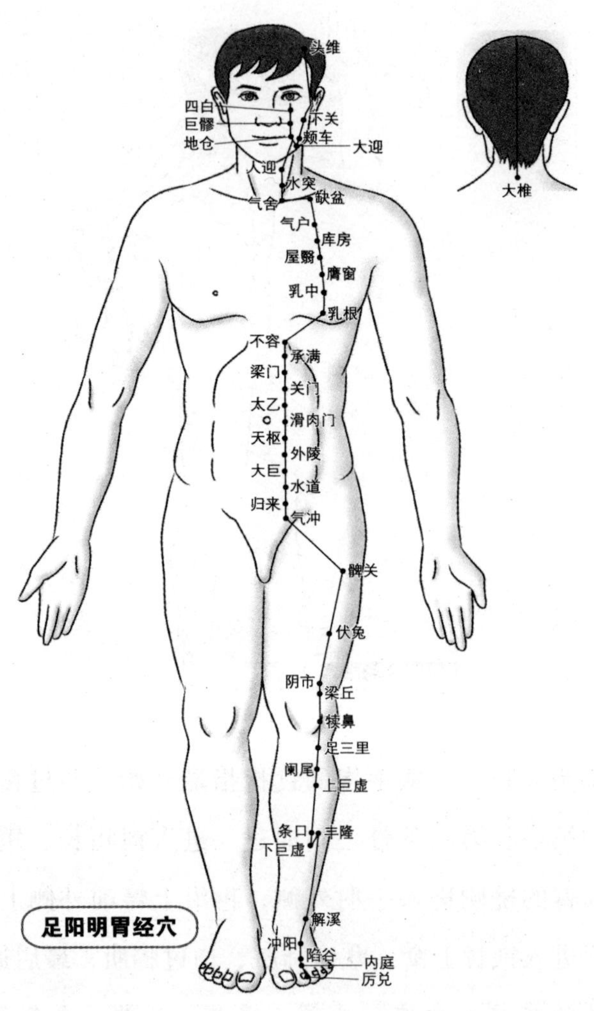

足阳明胃经：从头部开始，经脖子、胸、腹、下肢一直到足尖，经穴主要分布在头面、胸腹第二侧线及下肢外侧前缘。

主治的疾病主要有：胃病、消化不良；头面疾病，如痤疮、黄褐斑、头痛、牙痛等。

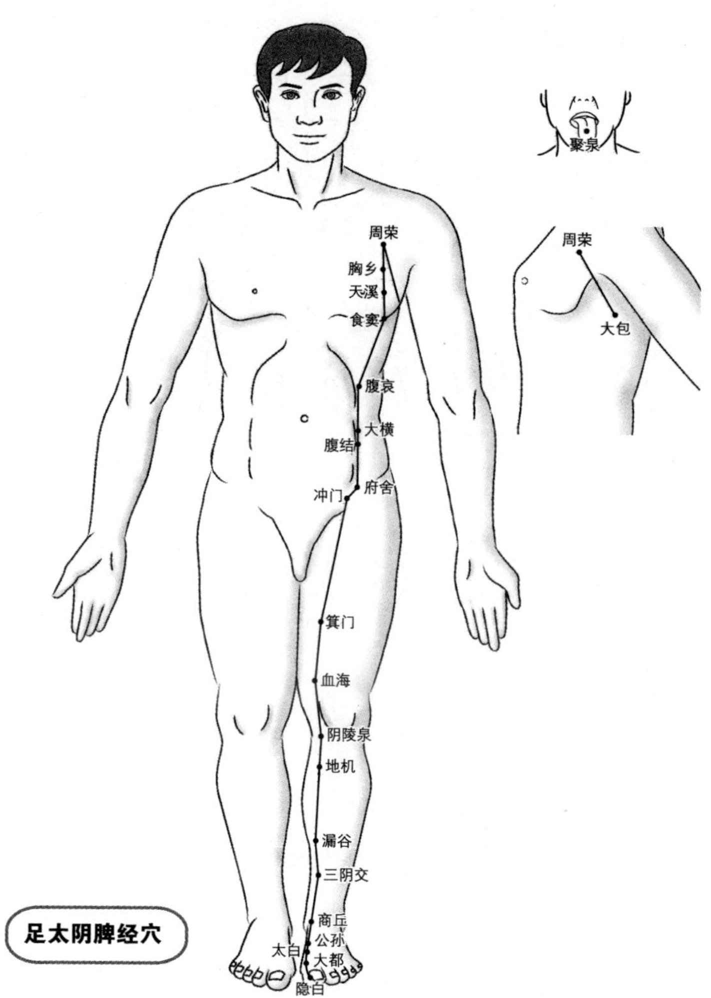

足太阴脾经穴

足太阴脾经：从脚部大拇指的内侧开始循行，沿小腿内侧正中线上行，沿大腿内侧前缘，进入腹部，联络脾胃，向上穿过膈肌，沿念道的两旁，连着舌根，最后散于舌头之下。

主治的疾病有：胃病、妇科、前阴病及经络循行的其他病症。

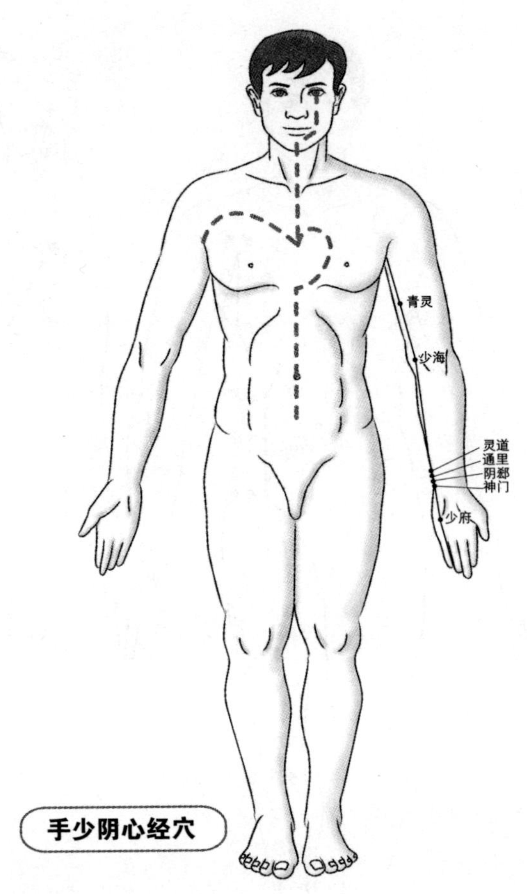

手少阴心经穴

手少阴心经：从心中开始，属于心脏与其他脏腑相连的系带，向下经过膈肌，连络小肠。心经有一分支从心脏的系带部向上经过咽喉，而与眼球内连于脑的系带相联系。

主治的疾病主要有：心、胸、胃、神志病以及经脉循行部位的其他病症，如心痛、胸闷、心悸、心烦、癫狂、腋肿、肘臂挛急等症。

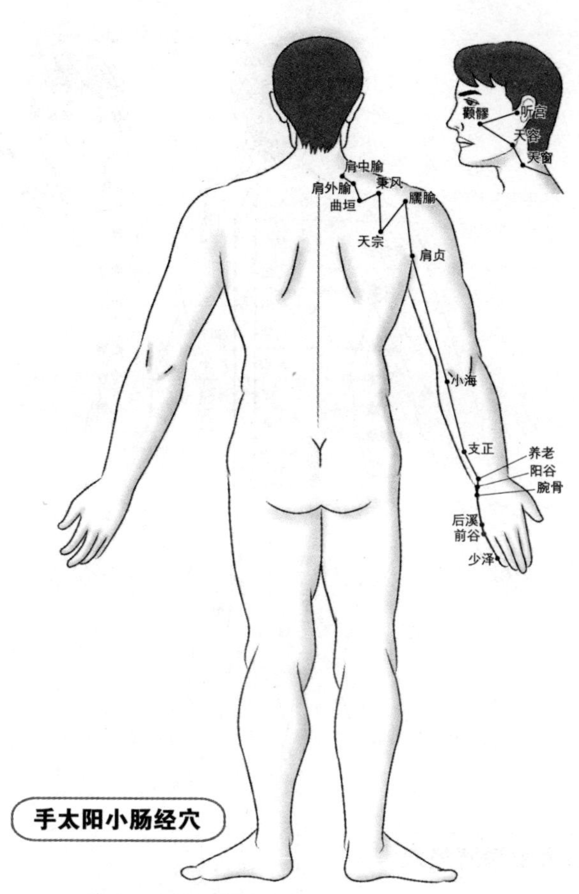

手太阳小肠经穴

手太阳小肠经：开始于小指外侧端（少泽穴），沿着手背外侧至腕部，然后沿着前臂外侧后缘直上，沿上臂外侧后缘，绕行肩胛部，向下进入缺盆部，联络心脏，沿着食管通过横膈，到达胃部，属于小肠。

主治的疾病主要有：头、项、耳、目、咽喉病；热病、神经病以及经脉循行部位的其他病症，如腰脊痛、耳聋、目黄、颊肿、咽喉肿痛等。

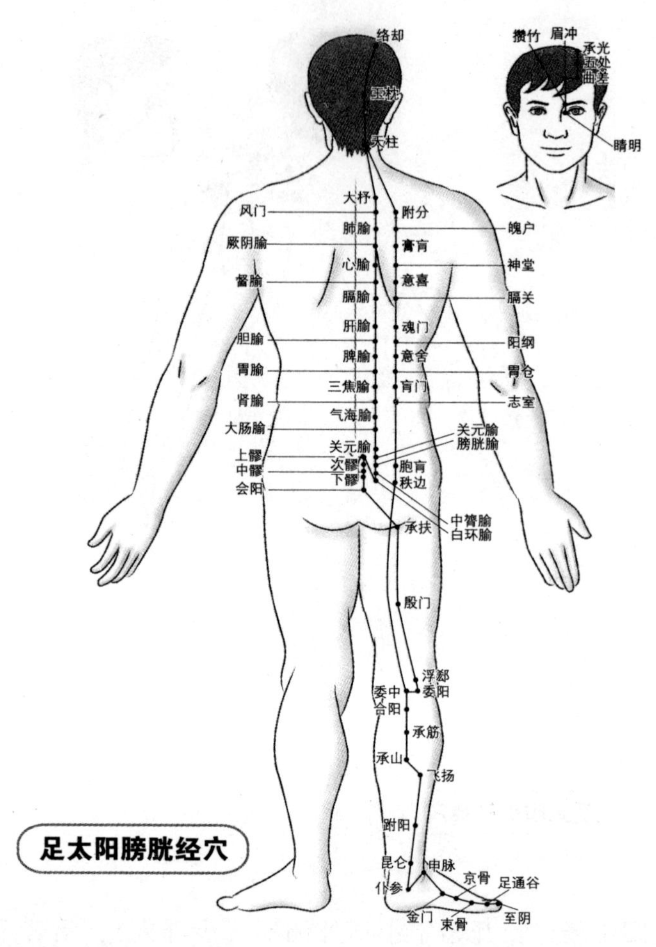

足太阳膀胱经穴

足太阳膀胱经：从内眼角开始（睛明穴），交会于头顶。从头顶分出到耳上角。这条经络直行主干从头顶入内络于脑，复出项部，分开下行：一支沿肩胛内侧，到达腰中，属于膀胱；另一支脉从肩胛内侧分别下行，经过髋关节部，沿大腿外侧后边下行。

主治的疾病主要有：泌尿生殖系统、精神神经系统、呼吸系统、循环系统、消化系统的病症及本经所过部位的病症。

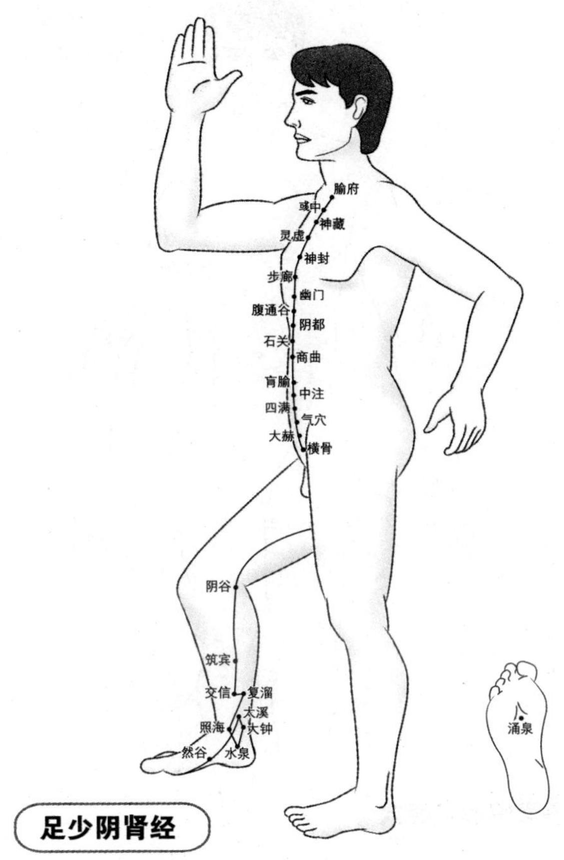

足少阴肾经

足少阴肾经：开始于脚部小指头的下方，然后斜向足心的涌泉穴，沿内踝后进入脚跟，沿腿肚内侧上行股内后缘，通向脊柱，属于肾脏，联络膀胱。

主治的疾病主要有：妇科、前阴病，肾、肺、咽喉病，及经脉循行部位的其他病症，如咳血、气喘、舌干、咽喉肿痛、水肿、大便秘结、泄泻、腰痛、脊股内后侧痛、痿弱无力、足心热等病症。

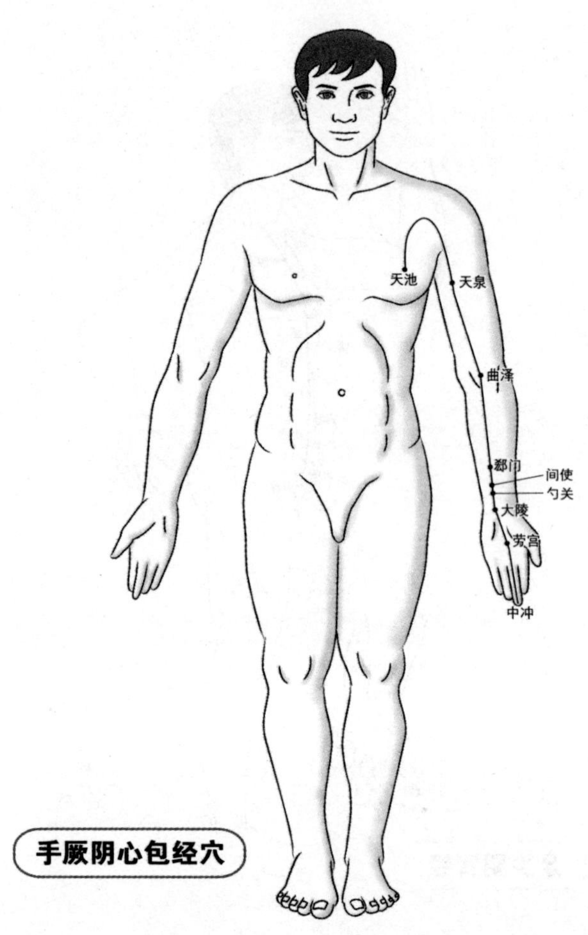

手厥阴心包经：开始于胸中，出属心包络，向下通过横膈，从胸腔到腹部依次联络上、中、下三焦。

主治的疾病主要有：心、胸、胃、神志病以及经脉循行部位的其他病症，如心痛、胸闷、心悸、心烦、癫狂、腋肿、肘臂挛急等症。

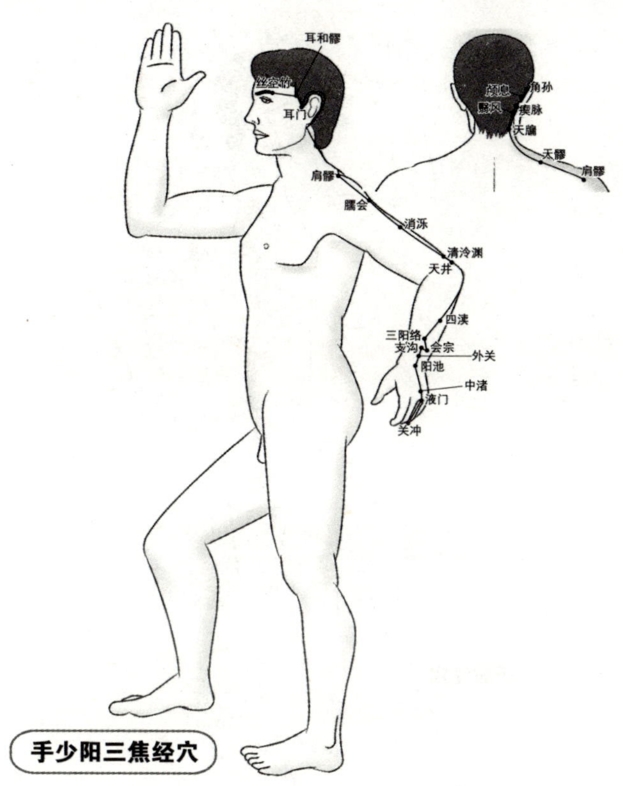

手少阳三焦经穴

手少阳三焦经：开始于无名指末端的关冲穴，向上出于第四、五掌骨间，沿着手腕背部，向上通过肘尖，沿上臂外侧，上达肩部，向前分布于胸中，向下通过横膈，从胸至腹，属上、中、下三焦。

主治的疾病主要有：头、耳、目、胸胁、咽喉病，热病以及经脉循行部位的其他病症，如腹胀、水肿、遗尿、小便不利、耳鸣、耳聋、咽喉肿痛、目赤肿痛、颊肿、耳后疼痛、肩臂肘部外侧疼痛等症。

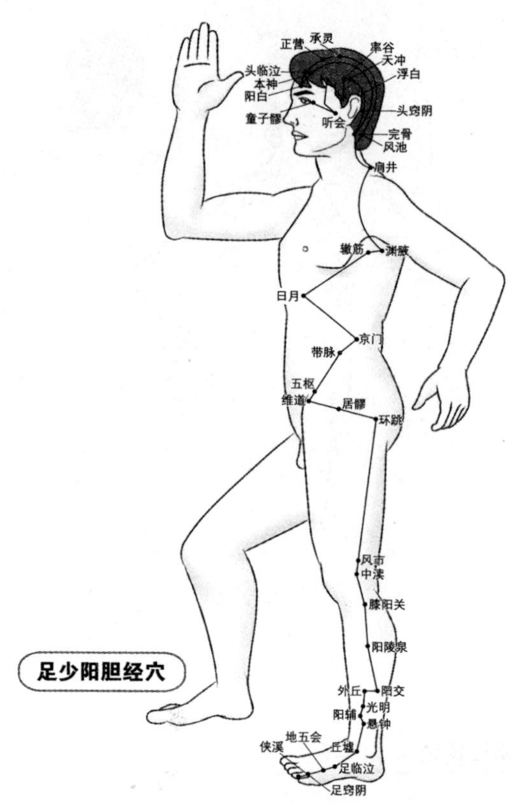

足少阳胆经：开始于目外眦，即瞳子髎，向上到达额头角部的颔厌穴，向下行至耳后（完骨），沿着颈部行于手少阳经的前面，到肩上交出手少阳经的后面，向下进入缺盆部。

主治的疾病主要有：头、目、耳、咽喉病，神志病、热病以及经脉循行部位的其他病症，如口苦、目眩、疟疾、头痛、颌痛、目外眦痛、缺盆部肿痛，腋下肿、胸、胁、股及下肢外侧痛，足外侧痛、足外侧发热等症。

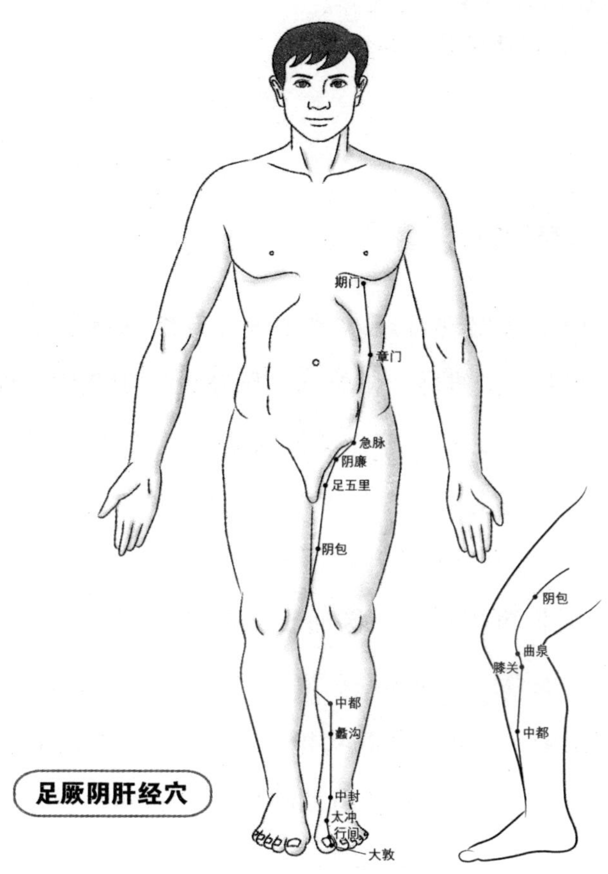

足厥阴肝经穴

足厥阴肝经：开始于脚部大拇指，沿着足跗部向上，沿着大腿部内侧，绕过阴部，向上到达小腹，再向上通过横膈，沿着喉咙的后面，向上进入鼻咽部，连接于“目系”，向上出于前额，与督脉会合于头顶。

主治的疾病主要有：肝病、妇科病、前阴病以及经脉循行部位的其他病症，如腰痛、胸满、呃逆、遗尿、小便不利、疝气、少腹肿等症。

奇经八脉的作用主要是连接、沟通十二经脉，以及涵蓄十二经气血和调节十二经盛衰。

• 任督二脉图解

武侠小说中常出现奇经八脉之说，奇经八脉就是：督脉、任脉、冲脉、带脉、阴维脉、阳维脉、阳跷脉、阴跷脉。他们与十二正经不同，既不直属于脏腑，又没有表里配合的关系，因此叫作“奇经”。奇经八脉交错循行分布于十二经之间，其作用主要体现于以下方面：

第一，它们可以连接、沟通十二经脉。奇经八脉能够将部位比较接近、功能类似的经脉连接成为一个系统，从而统摄有关经脉气血，协调阴阳。比如，督脉就和“六阳经”有关，被称为“阳脉之海”，它能够调和人体全身阳经的作用。同样，任脉则能够调和全身阴经，被称为“阴脉之海”。

第二，能够涵蓄十二经气血和调节十二经盛衰。当十二经脉及脏腑气血旺盛时，奇经八脉能加以蓄积；当人体功能活动需要时，奇经八脉又能渗灌供应。《难经・二十八难》把十二经脉比作“沟渠”，把奇经八脉喻作“湖泽”，即形象地说明了这一功能。

在奇经八脉里面，最为人所熟知的应该是任督二脉了。

1. 督脉

循行：①起于小腹内，下出于会阴部；②向后行于脊柱的内

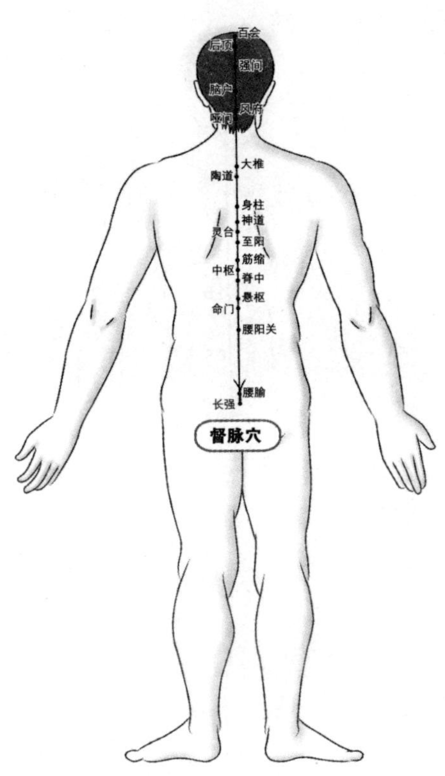

部；③上达项后风府，进入脑内；④上行巅顶；⑤沿前额下行至鼻柱。

交会俞穴：长强、陶道、大椎、哑门、风府、脑户、百会、水沟、神庭。

2. 任脉

循行：①起于小腹内，下出会阴部；②向上行于阴部；③沿着腹内，向上经过关元等穴；④到达咽喉部；⑤再上行环绕口唇；⑥经过面部；⑦进入目眶下（承泣穴属足阳明胃经）。

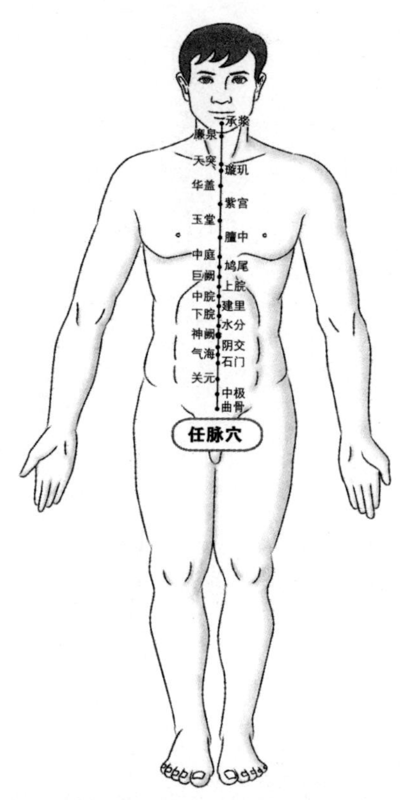

交会俞穴：会阴、曲骨、中极、关元、阴交、下脘、中脘、上脘、天突、廉泉、承浆。

在中医临床实践中，各科的诊断和治疗都要运用奇经八脉的理论，尤其是针灸、推拿与气功都直接作用于奇经八脉。如有关外感热病、神经系统疾患、胸腹腰背部之疾患以及一些脏腑疾患等，既要依八脉而辨证，又要选入归奇经之药配方治疗。气功中练功之“大小周天”皆以奇经八脉为核心。推拿按摩同样不离任督二脉及阴阳跷脉。

"312"健康问答

问：十二经络到底是哪12条，对人体健康有什么用处？

答：正经有12条，即手、足三阳经和手、足三阴经，合称"十二正经"，是人体内气血运行的主要通道。如果这些经络出现了"堵塞"，那么就会出现气血不活的情况，从而引起人体内的疾病。

问：是不是人体的每一种疾病（意外和遗传病除外），都能找到相对应的经络问题？

答：是的。经络是人体经脉与络脉的总称，经脉和络脉是全身气血、脏腑和肢体联系、沟通上下内外的通路。直行的干线称为经，由经脉分出来的支脉叫作络。"十二正经"中的每一条经脉分别属于一个脏或一个腑，与体内的五脏六腑有直接的络属关系。奇经有八条，称"奇经八脉"，其中任脉走行于人体前正中线，统管全身各阴脉；督脉走行于人体后正中线，统管全身各阳脉。在经络系统中有气血和能量运行，以维持人体的各种生理功能和生命活动。在这个网络系统中，"十二正经脉"对全身起着重要的调控和主导作用。

问：为什么锻炼经络也是百岁健康的金钥匙？

答：锻炼经络、防治百病是健康的基础。有了健康的身体，才能达到百岁健康。

其实，经络养生就在你身边

我们虽然感觉不到，但是在人的一生中，经络无时无刻不在为你的健康发挥作用。例如，每天你一起床，一般都梳头、洗脸，正是在这种理妆过程中你已经不自觉地在锻炼你的经络了。

● 梳头也能刺激头部经络

从黄帝内经开始，祖国医学就有了“治未病”的思想，并创造了许多简便的养生保健方法，其中的经络穴位按摩就是具有代表性的一种。那么，从古至今，人们是怎么运用锻炼经络的方法来养生保健的呢？经络锻炼在养生保健中又起到了什么样的重要作用呢？

在人的一生中，经络无时无刻不在为你的健康发挥作用。例如，每天你一起床，一般都梳头、洗脸，正是在这种理妆过程中你已经不自觉地在锻炼你的经络了。由于手足三阳经都要往上面走到头部，尤其是督脉、膀胱经、胆经的主要经脉都密集分布在头顶、枕骨部位。所以，当你在用木梳梳理的时候，已经在激发你头部的这些经络了。

时常把双手搓热来按摩脸部，不仅可以美容，还有保健长寿的作用。

经络的理论和我们通过实验获得的科学验证，证明所有这些头部经络都和全身各部发生联系是客观存在的，因此梳头的过程不仅使头脑感到清新，而且全身的肢体（器官）和五脏六腑也得到一次气血的调整而活跃起来，你自然而然地感到舒适。

苏东坡说："梳头百余梳，散头卧热寝至明。"他每天早起到晚间都要梳头两三百次，借以醒脑提神，安眠长寿。苏东坡在宋代虽然是个大文豪，但是被贬到黄州、海南岛，这些地方在当时都是不毛之地，就像现在的新疆、西藏一样偏远，就相当于被流放了。苏东坡是四川人，到这些地方估计语言上也是不通的。就在这么悲惨的境遇之下，他还能够活到64岁，这和他始终能够保有平和的心态，以及坚持经络锻炼是分不开的。

• 日常保持"干洗脸"

在日常生活中，我们都有这种经验：如果你早晨起得比较早，或者工作过于劳累了，这时候你用毛巾擦上一把脸，那种疲劳的感觉就会很快消退，浑身都感觉到清新、放松。在平常如果能经常用双手按摩面部，即所谓干洗脸，不但可以达到容颜常驻的美容目的，也有保健长寿的作用。和梳头的道理一样，洗脸的保健作用也是用热和按摩刺激面部的经络而促进面部神经血管的气与血的畅

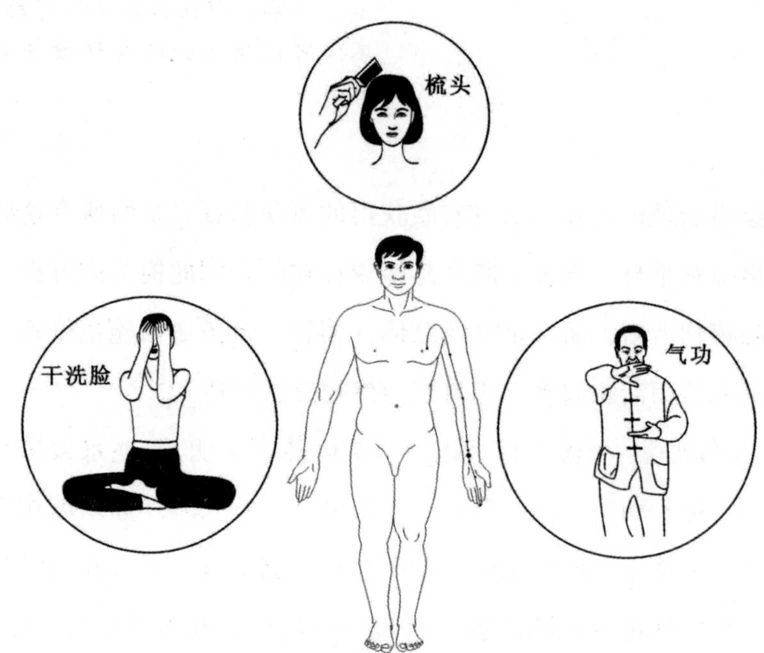

通，同时也刺激了所有通到面部的手、足三阳和任、督二脉，使有关的经络得到激发。

总之，生活中许多活动（包括家务劳动），都和经络锻炼有关。过去的人们没有经络意识，但仍然有人可以达到百岁健康，就是由于其生活中处处离不开经络锻炼。而今，人们如果提高了经络意识，在生活中注意锻炼经络，采取各种活动，就更容易达到百岁健康。

• 气功也是经络锻炼

除了一些常见的锻炼和劳动之外，气功其实也是一种经络锻炼的方法。所谓气功，就是通过全身放松和意念集中以及慢而深的呼

气功强调“调身、调心、调息”，促使心情平静，经络活跃，这样有利于五脏六腑功能协同，阴阳平衡。

吸调节，达到锻炼经络的效果。气功强调“调身、调心、调息”，而调身与调息均能促使心情平静，全身经络处于相对活跃状态，这时大脑皮层兴奋和抑制过程达到平衡，脑电波处于同步状态，循经感传现象易于发生，有利于五脏六腑功能协同，阴阳平衡从而达到“恬淡虚无，真气从之，精神内守，病安从来”（《黄帝内经·上古天真论》）。

气功修炼到一定程度，可以出现“小周天”和“大周天”现象。这是通过意念影响大脑皮层的 14 条经脉的投影而达到自我感觉任、督二脉的循行贯通，即“小周天”；和 14 经脉的循行贯通，即“大周天”。结果体力得到恢复，精力更加旺盛，五脏六腑功能和协调得到保证。这说明气功中的意念也是一种经络锻炼。在气功锻炼过程中，大多数功法都强调腹式呼吸锻炼。

● 药王孙思邈的经络养生功法

我国古代哲学家荀子说过：“养备而动时，则天不能病；养略而动罕，则天不能使之全。”就是说要是生命保养得法，经常运动，即使老天爷也不能够使人生病；如果忽略了保养，很少运动，即使老天爷也不能使人健康。

我国唐代著名医学家孙思邈，是最自觉把运动作为自身保健的

根据唐代“药王”孙思邈的长寿经验，要想健康长寿最重要的是要坚持运动。

导师。他数十年如一日坚持三种健身法。第一种方法是打两遍他自己编的一套健身拳。他打拳时思想高度集中，很讲求实效，即使旁边有人呼喊他，他也充耳不闻。打完拳后，他的身体微微出汗，感到十分舒畅。第二种方法就是做一次自上而下的全身自我按摩。最后，他还会练一遍气功。

孙思邈经常上山采药，长途步行巡回医疗。他 90 岁时仍然耳不聋，眼不花，牙齿完好，筋骨健壮，记忆力不衰，生活自理。他总结健康长寿的经验是：“人若劳于形，百病不能成”，“流水不腐，户枢不蠹”。归结到一句话就是：人活着就要动！

我国著名的教育学家、北京大学校长马寅初，从十几岁开始一直到百岁高龄，从不间断体育锻炼。太极拳、骑马、游泳、爬山、跑步等项目，都是他经常练习的。平时，他每天早晨坚持长跑 3000 米。直到 87 岁的时候他不小心伤了一条腿，还坚持柱拐走路，每天 3 次，总要走上 3600 米，下雨时他也要在室内走够相应的圈数。所以，马寅初从旧社会一路过来，生活条件也不可能很好，但是他能够活到这样一个高寿，这都是坚持运动的结果。

● “长寿村”长寿的秘诀

我国广西的巴马村被誉为世界四大“长寿村”之一。科学家们

哈佛大学研究人员调查显示：
运动一小时，延寿一小时。

对这一地区进行了研究，发现除了天然的气候、优美的环境和与世隔绝、简朴的生活习惯外，在这里人人都热爱劳动。在巴马你可以看到许多百岁老人终日在田地里干活，体力充沛，精力旺盛。

苏联的高加索地区的“长寿村”，10 万人口中百岁老人就有 50 个。据媒体报道，在 1991 年已经 142 岁的路斯丹·马朱道夫经历了 1854 年的克里米亚战争，1917 年俄国革命，回忆起这些事情记忆犹新。而他的妻子也已经 116 岁，两个人的婚龄居然超过了 90 岁，这比一般人的寿命都长。路斯丹·马朱道夫说他不想停止劳动，每天必须干活 6 小时才舒服。而在 1991 年之前，他每天干活达到了 10 个小时。

● 运动一小时，延寿一小时

大量的现代科学调查充分证明运动与健康长寿的关系。美国哈佛大学的研究人员调查了 1926 ~ 1976 年 50 年间入哈佛大学的 16931 人，发现凡每周步行 14. 5 公里以上，消耗热量超过了 768. 12 千焦耳的人，比一周步行不足 5 公里的人死亡率低 21%，而每周相当于骑自行车 6 到 8 小时运动量的人比不参加运动的人死亡率低 56%，从而得出“运动一小时，延寿一小时”的结论。

运动为什么能够预防和克服疾病、获得健康和长寿？现代生理

说到底，运动也是对人体经络的刺激和锻炼，这样就能更好地发挥经络“行气血、营阴阳”的作用。

学一般认为，运动通过神经反射作用锻炼了心脏和血管系统、呼吸系统、肌肉系统等。须知，和针刺、按摩等民间疗法一样，运动是一种更为天然的经络锻炼。由于 14 经脉本身就属于深藏在肢体、从皮肤直到肌肉之中的一种复杂的立体结构，每当运动时，相关的经络结构（包括奇经八脉、经脉、络脉等）必然要受到因肌肉收缩、舒张，以及张力变化的突然刺激，和因肌肉收缩而引起的热与代谢产物（如乳酸、二氧化碳、递质等）的化学刺激而更加活跃起来，再通过经脉所特有的能量传导作用（包括声、光、热、感觉和同位素示踪等），使全身的经络更好地发挥其“行血气、营阴阳”的作用，使五脏六腑、四肢百骸的功能更加协调，从而达到提高免疫力、抵抗疾病、保健长寿的效果。当然，强调运动中经络对全身的调整作用的同时，并不排除神经体液对机体内环境稳定的调节作用，只是从整体上讲，经络应当处于主导地位。

"312"健康问答

问：人体存在经络系统，最早是谁发现的？

答：人体存在经络，最早是谁发现的，现已无从查考。根据2500年前写成的《黄帝内经》可以确定，至少在春秋战国时期，中国古人已经发现了经络。

问：既然传统文化当中也有"312"经络锻炼的影子，那我们是不是也从侧面证明了"312"经络锻炼的科学性、存在性？

答：经络锻炼是老祖宗留给我们的，不仅仅在古代各种医疗资料当中存在，而且在古代的很多文化当中也存在，这就更加说明了"312"的可信性、可行性。我们都知道古代的文化之所以能流传到今天，并不是没有原因的，而是这些文化当中有可取之处。就凭这一点，我们就可以证明"312"的科学性、存在性。

问："312"是否要按次序操作？左右侧都会有效吗？

答：不一定按次序，但最好每天要定时定量（如每天2次），不要中断。按摩左右侧都有效，可以交替进行（如早晨做左侧，晚上做右侧），不分男女。

第二章

“312”——最简单有效的百岁健康养生方法

312经络锻炼法是将推拿按摩、腹式呼吸和体育锻炼相结合而发明出的一种简单有效的经络锻炼法。这种方法不仅简单易学、省时省力，无论男女老少都可以进行，而且效果明显，只要每天坚持半个小时，就能让我们拥有健康的身体和生活。

普及“312”是解决“看病贵、看病难”的关键

你要是认识到了经络在身体里边是确实存在的，我们用一些简单的办法，来锻炼你的经络的话，什么问题都能解决。

• 普及“312”是解决“看病贵、看病难”的关键

目前，对看病难、看病贵，特别农村缺医少药的问题，怎么解决？我觉得，如果咱们把经络这个理论和经络锻炼的方法教给老百姓，我相信这些问题完全可以迎刃而解。因为，用经络的理论可以解决疾病的问题，还能够解决所有的没有病防病的问题。

咱们养生讲的不仅要“治已病”，还要“治未病”。现在比较流行预防疾病，怎么“治未病”呀？你要不懂经络的理论，你要不去锻炼你的经络，你的病是越来越多。这样，你的病，不但是现在的病治不好，你的其他的病越来越多。相反，你要是认识到了经络在身体里边是确实存在的，我们用一些简单的办法，来锻炼你的经络的话，什么问题都能解决。确确实实，我们现在已经有 20 年的经验了。

● “312”简单说就是活跃你经络的3种办法

简单说起来就是，“312”是3种锻炼经络的办法。怎么叫锻炼经络呢？我们现在知道，14条经脉是人人都有的。可是这14条经脉长不去锻炼他，他不起作用，什么病都来了。为什么年轻的人病少，为什么年纪老的人病多一些？原因就是老年人锻炼经络太少了。年轻人跑跑跳跳，特别是孩子们很活跃，所以不容易患病。现在白领阶层坐办公室，活动更少了。

总而言之，年轻人比老年人活动量要大一些。跑跑步，做做体育锻炼。你不去锻炼您身上的经络，这14条经络长在身上，白费了，不起作用。所以呢，我们就提出来了3种办法来锻炼您的经络。

第一种办法就是直接在您的经络上按摩，叫作“3”。所谓“3”，实际上是3个穴位的按摩，即对合谷、内关、足三里这3个穴位的按摩。人身上有三百六十多个穴位，在我们看来，主要锻炼这3个穴位就行。至少为了保证健康，为了养生，每天每人都要做这3个穴位的按摩。“1”是什么？就是要坚持做腹式呼吸。现在一般人呼吸的方式，都是胸部的呼吸。要把胸部的呼吸取消，专门运用您的腹部肌肉去呼吸，而且这个呼吸呢要很深、很慢，这就叫作

要保证健康，人体三百六十多个穴位，只需要按摩合谷、内关、足三里3个穴位就够了，每天坚持就会有效。

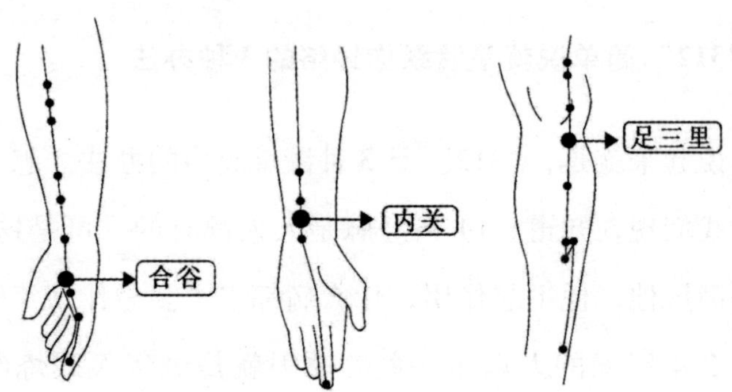

“1”，也就是腹式呼吸。那么“2”又是什么呢？“2”就是两条腿的下蹲运动。实际上“2”不仅仅是两条腿的问题，“2”就是体育运动，只不过下蹲练习是一个比较好的途径，也不需要什么特殊的场地或者是设备，在家都能做。

这“312”就是用3种办法，来锻炼经络。唯一的目的就是使得您的经络活跃。什么叫作经络养生？就是要您的经络活跃起来。我们用3种办法，让您经络全面活跃，不单纯是按摩，也不单纯是做体育运动，而是3种办法结合起来。那么，要用多长的时间来做这个练习？每天每个人25分钟就行了。很简单，根本就不影响您的工作，也不影响您的生活，谁都能够做到。在坐车的时候也能做，看电视的时候也能做；在家也能做，在户外也能做。3个穴位的按摩，1个腹式呼吸，还有两条腿的下蹲动作，任何人都会做，只要做了就有效。

人的天年应该是125岁到175岁，现代人活不到这个岁数，就是缺乏经络锻炼的缘故。

“312”是一个比较简单的锻炼方式。很生活化的一种方法，但可以解决健康和养生的一些大问题。作为普通人，可能会觉得比较好奇：怎么会发现了312经络锻炼法这么一个简单的方法呢？养生和保健是那么重要又是那么神奇，怎么会变成这么简单了呢？

要想人人都能健康长寿，我们的目标是很明确的。如果能够人人都做到每天做25分钟的“312”，那么人人都能够健康，而且非常快乐地健康生活到100岁。因为人的天年，应该说是125岁到175岁，这个是有统计的。因为人的生长期是25岁，到25岁后，牙也不长了。这生长期再乘上5，再长点的可以乘上7，就是人的天年。所有哺乳类动物的生命周期，都是一样的。5到7乘上25，就是125岁到175岁。为什么现在人到不了那么大岁数？就是没有办法，就是缺乏这个经络锻炼。简单地说起来，现在所有人都需要一个经络锻炼的方法，所谓经络养生就是一个关键性的方法。

• 穴位那么多，为什么选择“内关、合谷、足三里”

这个经络锻炼法，是我们祖先的一个很重要的发明，我们在这很早以前就已经认识到它的重要性。可是现在呢，我们现代人相对来讲反而是忽略了它的存在，或者说没有真正认识到和利用它。这也是我们现代重视养生保健以后，需要重新重视的一个问题。前面

按摩合谷穴，就能使从头到手上的气血都活跃起来，从头到手的疾病也都可以得到治疗。

我们提到的“3”，那么全身有三百六十多个穴位，为什么在这么多穴位当中，要选择合谷、内关和足三里这么 3 个穴位让大家进行锻炼呢?

选择这 3 个穴位，是因为这 3 个穴位能够使全身的气血都得到活跃，得到畅通。为什么这么说呢？因为我们选择这 3 个穴位是有意识的。比如说这个合谷穴，我们选择合谷穴是因为合谷穴这条经脉是属于大肠经这条经脉。大肠经的这条经脉是从手通过肘部，通过肩部，一直要到脸上，通过脸上要走到头。换句话说，你按摩了这个合谷穴，使它活跃起来，就能够使从头到手上的气血都活跃起来。从头到手上的气血都活跃起来的结果是什么呢？从头到手上的这些疾病，都能够得到治疗，对从肩部、颈部、肘部一直到手上、关节的各个环节的各种疾病，全有效。

再说第二个穴内关穴。所谓按摩穴位，实际上是按摩经络。这个内关穴是在心包经这条经络上。这个心包经是从中指，经过手心，然后经过手的阴面（前面说的合谷穴是在阳面，它是在阴面），在手的正中的这条线上，然后到了腋下，通过腋下进到您的胸腔，直接和肺、心脏取得联系。也就是说，按摩了这个内关穴以后，对胸腔两个最重要的器官，一个是心一个是肺，都有调控的作用。也就是说，您的肺部的疾病，还有心脏的疾病，按摩内关都有效，所

按摩内关穴，对肺部和心脏都能起到调控作用，对心脏病、肺病都有疗效。

以这个内关穴是非常重要的。内关穴可以控制您胸腔的各种疾病，特别是肺部和心脏的疾病。

第三个穴位叫作足三里。足三里是在小腿上，膝盖下边三寸。足三里这个穴位属于胃经，叫作足阳明胃经。这条经络的特点是，从脚第二个脚趾头，通过小腿，通过膝盖，通过这个大腿，一直到内脏去，到您的腹部；通过腹部，到胸部，通过您的胸部，再到您的颈部，最后到头部。你按摩足三里以后，这条经络活跃的结果是什么呢？从头、胸部、腹部一直到大腿，一直到脚，头、胸、腹、脚的气血全都畅通。特别是要影响您的胸部、腹部，尤其是下腹部，所以您按摩了足三里以后，对所有的消化系统的疾病，所有的胸部的各种疾病，包括头部的，也就是全身的各种疾病，全有效。按摩了足三里，它能够沟通全身的气血，打通您的全身的气血。这样的话，通过这3个穴位的按摩，全身的气血都畅通了，对全身的疾病都有效。

除了上面所说的3个穴位，其他穴位都有作用。咱们古人发现的三百多个穴位，每一个穴位都有重大的作用；而且每一个穴位的作用，都不是单一的，它都和它所属的这条经络有关系。其他的穴位，也都有保健作用。只不过，合谷、内关、足三里这3个穴位的按摩的作用更全面一些，更完整一些，能够保证全身气血的畅通。

按摩足三里穴，能打通全身、气血，尤其对胸部的疾病、胃部消化系统的疾病疗效显著。

从我们这个养生的操作方法上来讲，这 3 个穴位相对来说，比较容易操作，比较简单一些。

找穴位的办法，在后面再详细讲，先讲一讲这 3 个穴位的功效。

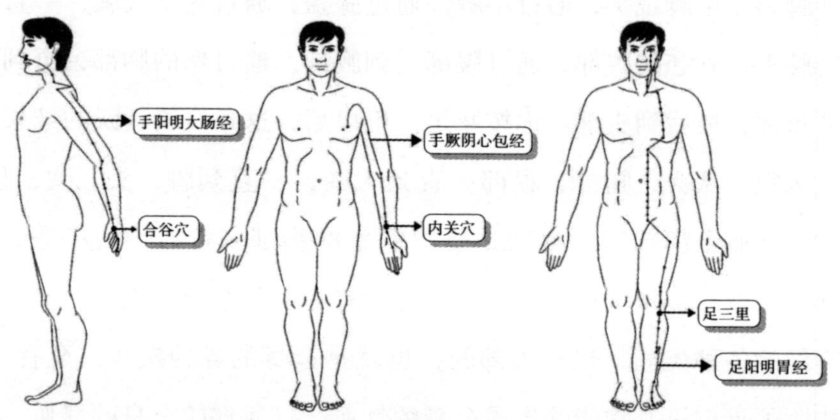

合谷穴属于大肠经，那就是按摩了合谷穴以后，就能够激活大肠经。那么大肠经是从什么地方走到什么地方呢？从食指末端经过合谷穴，然后经过手腕，然后再经过肘上，然后又到了肩部，通过肩部要经过颈部，然后到了脸上，一直到鼻子的迎香穴。也就是说，它从手走到头。既然它有这样一个走行，所以您按摩合谷穴，凡是这个大肠经走行的这条部位，所有的病全能够治疗。

牙疼，嗓子疼，或者是说鼻子不通气，或者是眼睛看不好，耳朵听不好，五官各科的病，按摩合谷穴都管事。

内关穴是从阴面，可以说一直到心、胸腔这个位置，可能管的疾病就更多了。最重要的是，内关穴能够调整心脏和肺脏的功能，使不正常的功能变成正常，威力是很强大的。现在很多的年轻人，年纪大人更容易发生心肌突然出了问题，供血不足，甚至心肌梗死。这是什么原因？就是心脏的功能出了问题。但是如果我们从现在开始，不管是年纪轻还是年纪大，每天都做一做内关穴按摩的话，这种问题就能够避免。

下面再说一说足三里穴位。足三里穴位是膝下三寸，在这个胫骨的外侧缘。怎么找，我们下面要详细向大家讲。足三里穴位，属于胃经，足阳明胃经，按摩它就能够使足阳明胃经活跃起来，足阳明胃经活跃的结果，就从头、胸、腹部一直到小腹部，一直到大腿，一直到脚，气血都畅通。有这样一个气血的畅通，治疗的病就多了，几乎是所有人身上的所有的病，它都管。所以这个穴位咱们古人也都提了，就叫长寿穴。你要想真正达到百岁健康的话，每天都要做这个足三里穴的按摩。

- **“312”六大特点**

我们进行了二十余年的推广，也有上千万的人切实感受到

“312”的好处。那么，这么多年过来，我们感觉312经络锻炼的特点？主要集中在以下6个方面。

第一，自治。也叫主动医疗，就是不靠打针吃药，不靠医院医生，而是靠自己身上的经络去治疗自己身上的疾病。

第二，全治。是指312经络锻炼法对多种疾病都有疗效。

第三，根治。比如一般常见的高血压、哮喘、冠心病等，吃药可以缓解症状，但是停药后容易复发。在坚持“312”经络锻炼后，疏通血气效果明显，可以达到根治的效果。

第四，简单易学。312经络锻炼法非常简单，学了就会用，用了就有效，又无副作用。

第五，节省医药费。“312”经络锻炼就是靠自己锻炼，通过自我按摩、运动的方法达到健康的目的，不必花钱，只需坚持。

第六，治疗疑难病。“312”经络锻炼不但对常见病很有效，而且对疑难病（中风）、恶性病（癌症）也有防治作用。

所以，每天只要做经络锻炼，就能防病治病，青春常葆，增强体力，精力充沛，幸福美满，实现人人百岁健康。

“312”健康问答

问：为什么312经络锻炼法能够防治百病，人人百岁健康？

答：因为经络（经脉和络脉的简称）是人体的总控制系统。疾病的发生是由于经络的失控，而312经络锻炼法（以下简称“312”）是运用3种医疗健身方法，即推拿按摩、腹式呼吸和体育锻炼以激发经络，使失控的经络恢复正常，有病治病，无病防病健身，坚持下去，自然人人可以达到百岁健康（人类的寿命应当是125~175岁）。

问：腹式呼吸与气功有哪些区别呢？

答：气功讲究的是“气感”，实现大小周天，将意念集中到人体某一位置，从而达到某种境界或追求某种意念。另外，练习气功之人，必须在有经验的气功师的指导下进行练习，否则会很容易出偏差。而腹式呼吸是一种自我经络锻炼，具有坚实的理论基础。所以，腹式呼吸是完全不需要追求某种意念或达到某种境界的。

问：为什么312经络锻炼法不但能防治百病，还能使人人达到百岁健康？

答：原因有六。第一，经络锻炼不仅是防治百病，而且是百岁健康的金钥匙。第二，人类的寿命正在不断延长。第三，科学的寿命观。第四，防治百病是百岁健康的基础。第五，身心健康互相影响。第六，经络锻炼，增强百岁健康的信心。

合谷穴——脑中风的天然克星

中风就是所谓的半身不遂，影响咱们老同志的健康。要是咱们老同志们每天都做这个合谷穴的按摩，他就不会得中风，所以这个穴位对老同志非常重要。

• 找穴并没你想的那么难

我们在前面已经跟大家粗略地介绍了一下这个 312 经络锻炼法的一些基本的概念和一些基本的常识，现在我跟大家具体介绍这个取穴。对找穴这个问题，有的人可能觉得太专业了，我们普通人肯定不可能很快掌握。相反，另外一些人会觉得找穴位好像没什么难的，你告诉我大概的位置，有一个确定的地方，一找就找到了。

其实找穴位，最终的目标是把病治好，或者是预防疾病发生。所以不仅是一个找穴位的问题，而是找穴位要准确，基本上还有一些手法的问题。实际上我觉得找穴位，说起来很简单，比如说个合谷穴，用一个解剖的术语，咱们说在第二掌骨终点，就一句话。可是您怎么让老百姓能够理解到呢？所谓第二掌骨到底在哪呢？这就是说，我们得有一套办法，要让老百姓听了我的讲座，或者是看了

按摩穴位有两个最重要的问题：一个是取穴，一个是按摩。只有把这两点都做好，才能起到良好的效果。

书，他自己就能找到这个穴位。不但是找到了这个穴位，而且他能够正确地按摩。按摩了以后，最后还要看效果，假如他有病，得要把病治好了，这才是正确的。所以并不是很简单地说，我告诉你穴位在哪，是第二掌骨终点，您就找到这个穴位了。

• 合谷穴找穴“三步走”

我想呢，对每一个穴位，在操作上要有两部分，第一个是找准这个穴位，第二个就是你怎么按摩它才有效。

具体到合谷穴，我给大家分三步。

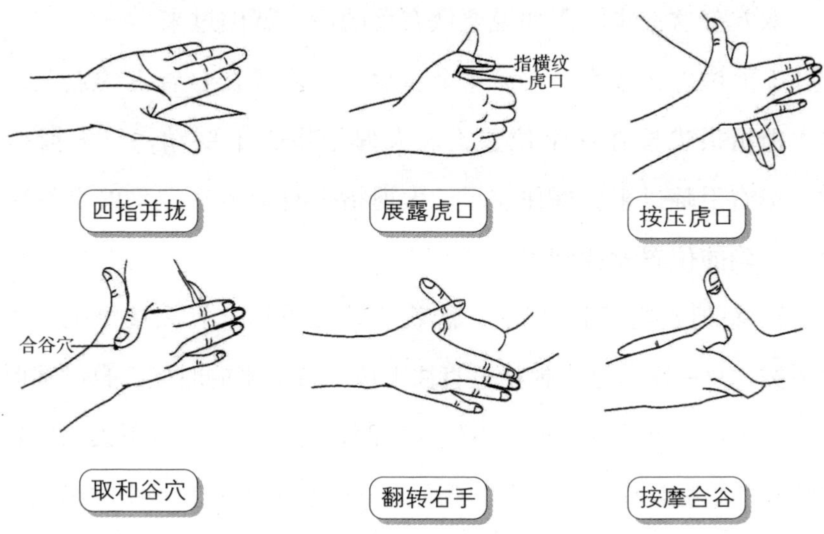

按摩穴位如果有酸、麻或者胀的感觉，那就说明按摩成功了。

第一步，把左手伸出来，手心面向脸部；左手的 4 个手指头要并拢，大拇指要岔开。从食指的指尖，经过这虎口，一直到大拇指的指尖，这就形成了一条线，叫作虎口线，左手放在虎口线。

第二步，右手握成拳头，大拇指竖直。大拇指分两节，这两节之间有指横纹。

第三步，右手的指横纹对准左手的虎口线。大拇指弯曲，大拇指指尖所指的那个部位就是合谷穴。

- **找对了，还要按对**

取穴分这三步。假如说要做右手的话，就倒过来。

下面说怎么按摩，要分 4 个步骤。右手按在合谷穴的点上，就是大拇指指尖按在这个位置上。大拇指指尖不要动，以大拇指为轴，把右手翻过来，握住左手。大拇指垂直地压在左手的合谷穴上边，正确的位置就找到了。

正确的位置找到了以后，您就应该往下压。怎么按摩呢？我们往下按，每一次这个大拇指垂直往下按。按下来的时候，自己掌握力度，稍微重一点。垂直地往下按，每两秒钟按一次，按下去以后有一种特殊的感觉，应该是有酸的感觉，麻的感觉，或者是胀的感觉。这 3 种感觉一旦产生了，那就是说，这个按摩成功了，就是有效了。假如有人不是太敏感，按下去以后，酸麻胀的感觉不明显，这时应当再揉一揉，用手指头肚，上下揉一揉，感觉就会加强了。

所谓正确的按摩，应该达到有酸麻胀的感觉。有的人，不但有酸麻胀的感觉，而且也有沿着这条经络往上下窜的感觉，那就是少数人。多数人按摩的时候，是有酸麻胀的感觉。

• 合谷穴，常揉预防脑中风

头一个讲合谷穴。应该说这是最重要的一个穴位，因为它容易找到，疗效也最明显。

合谷穴是属于大肠经的一个穴位。大肠经从食指的尖端商阳穴开始，然后沿着食指，大肠经的这条线经过合谷穴。经过了合谷穴位以后，大肠经继续要往上走，走到腕子，通过腕子又沿着这个胳膊、小臂向上行，一直到肘部。从肘部的终点，又向上走向上臂，通过上臂到肩上，然后到了颈部，通过颈部，然后到脸上，是左边的脸部，到面颊部。通过面颊部然后再向上走，走过口唇部，是上唇，然后终止在鼻的右侧迎香穴。这就是大肠经的走形。

对这一条线呢，我们完全可以通过实验的办法，通过声学的办法，找到确切的位置。这条线走的位置和我们古人在 2500 年以前《黄帝内经》里边所描述的和宋代铜人图上描绘的这条线是完全一

按摩合谷一个穴位，能够影响到整条经络的运行，从而发挥整条经络的调控功能。

样的。我们按摩的这个合谷穴，不单纯是按摩这一个穴位的问题，它影响到整个这条经络，所以您就会有酸麻胀的感觉。不但有酸麻胀的感觉，有个别人还有上下窜动的感觉。窜动是沿着这条经络在窜动。所以，您按摩这个合谷穴，实际上是振动了整个这条大肠经，也就是说从手到胳膊、到肩部，一直到颈部，一直到脸部，这一条经络它都活跃起来了。

经络都活跃起来，从整个大肠经走形的这个部位，所有的疾病都有控制作用，对所有的病都有效。再具体地说到底对什么病有效。首先，这个穴位这条大肠经走到头部，所以头部的五官各科，眼睛的病，鼻子的病，耳朵的病，口腔的病，咽喉的病，牙疼的病，按摩了这个合谷穴，全有效。

除了五官各科的病以外，头部的病，包括大脑的病。比如说头疼、头晕或者晕车，按摩了合谷穴，就不晕了，头也不疼了。对于老年人，按摩合谷穴，有一个重要的作用，可以帮助老人预防脑中风，也就是所谓的半身不遂。老同志要是每天都做这个合谷穴的按摩，就不会中风。合谷穴按摩看起来好像很简单，但是如果你能正确操作，每天能够得到酸麻胀这种得气感觉，就能够预防中风。除此以外，还有发烧感冒，在头疼脑热的情况下，体温上升了，按摩合谷，也能够降温。

按揉合谷穴能够治疗头痛脑热，还能治疗肩周炎、颈椎病、网球肘等疾病。

● 按揉合谷穴还能治疗肩周炎

合谷穴的治疗范围很广，除了头部的疾病可以预防和治疗以外，颈部的疾病也可以防治。比如说现在年轻人上班，很少活动，特别是司机要聚精会神注意前方，有时候就忽略颈部的运动，在这种情况下颈椎有的时候就要出问题。颈椎有时候要受到压迫，受到脊柱的压迫以后，就会有颈椎病的症状，比如说手麻之类。每天做合谷穴的按摩，也能够治疗颈椎的病，可以预防颈椎发病。

这条线从手到头，还要到肩部。50 岁以后的老同志，很多会得的一个病叫五十肩，就是肩周炎。

如果每天做做合谷穴的按摩，肩周炎也能得到控制，不再发生，对肩周炎是有效的。有时候有的同志会得“网球肘”，就是肘部、胳膊不太受使了，或者是胳膊有关节炎。这时，按摩合谷穴，上肢的病从肩部一直到肘部，一直到腕部，所有的骨科疾病他都有效。按摩这个合谷穴，从头到手上的病都能够得到控制，都能预防，都能得到治疗。

前面我已经给大家介绍了具体的找穴位方法，以及按摩的一些方法和按摩能起到的一些作用，希望能够让你们正确地掌握寻穴和按摩的一些方法。

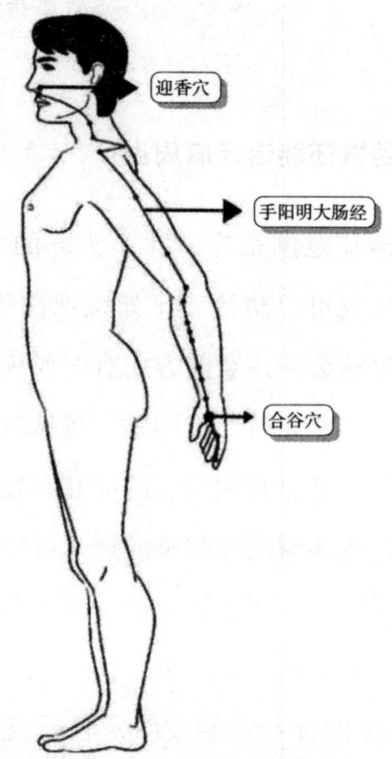

经常按摩合谷有助于改善牙疼、嗓子疼等五官科的毛病，对老年中风、肩周炎、颈椎病、心梗也有防治疗效。

"312"健康问答

问：对脑中风和帕金森综合征，能否用"312"治疗？

答：脑中风和帕金森综合征，属脑血管神经器质性病变，经络锻炼不一定能使病变治愈。但是第一，"312"可以促进全身经络气血畅通，有利于体质的增强；第二，经络气血活跃能促进其他没有病变的脑细胞活跃，减轻症状。

问：怎样提高穴位按摩的医疗保健效果？

答：除了要准确按摩到穴位外，主要是要求手法（如揉）正确，要达到酸、麻、胀的感觉，甚至有上下窜才好。对经络不敏感的人，更要注意手法。患病者最好能参加函授班，以保证彼此了解并学会按摩。

内关穴——治疗心脏病的特效穴位

左右两侧的内关穴，它的心包经都是直通心脏的，所以按摩了内关穴以后，对心脏有特殊的控制作用，能够治疗心脏病。根据我们十多年的经验，以及我们古人几千年的经验，也都是一样的。

• 利用三根手指很容易找到内关穴

在“312”当中，还有两个穴位，其中有一个就是内关穴。这一节主要就是向大家介绍一下内关穴怎么取穴、怎么按摩，分出来四条。

第一条，以左手为例，先做左手的内关穴，右手也是一样。把左手伸直，手掌和手腕之间有一些界线，可能有两三条。头一条就是靠的这个手掌最近的那一条线，叫作腕横纹。然后，用右手来找左手的内关穴。

把右手的食指，中指、无名指 3 个手指头并拢。把右手的无名指放在左手的腕横纹上。内关穴在这个食指的下头。食指的下面有两根筋，两根筋很清楚的。如果您的这两根筋不清楚，左手攥一下拳头，这两根筋骨就突出了。

因为内关穴位置比较深，所以按摩时要用大拇指的手指头肚，力道要稍微大一点。

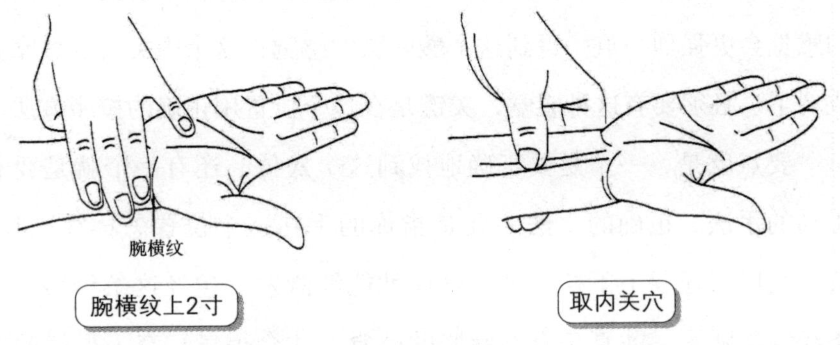

内关穴是在两根筋的中间，这两根筋的中间位置就叫作内关穴。

• 内关穴要“重点按摩”

找到这个内关穴以后，按摩也分成几步。第一步，把大拇指（手指甲不要太长）扣在这两根筋的中间。右手其他的手指头攥紧左手的手腕，然后垂直地把这个大拇指往下按。为了能够得到正确的感觉，往下按的时候，左右要揉一揉，每两秒钟一次，要找到这个内关穴酸麻胀的感觉。

按摩内关穴，实际上按摩的是心包经，它的位置比较深一点，比那个合谷穴的大肠经要深一点，所以你按摩的时候要用大拇指的手指头肚，在里面找一找下面的一根筋的活动。找到了这根筋的时候，您的感觉就会加强，酸麻胀的感觉就会加强，效果就会好，内部的感觉会更强烈一点。得到这个酸麻胀的感觉，这个内关穴的按摩就成功了。必须要有这种感觉，关键是在这个位置用正确的按摩方法。

要点就是，一个是要正确地找到这个穴位，还有一个就是要有正确的手法。正确的手法主要是指你的手在这个位置怎样往下按，按下去以后还要上下揉一揉，这样就能够激发心包经这条经络，这条经络活跃了，才真正有酸麻胀的感觉，才会得气，有了得气的感觉肯定是有效的。

• 按摩内关穴主要是为了刺激心包经

我们按摩内关穴，不是为按摩内关穴而按摩内关穴，我们的目的是激发内关穴下面的这个经络，使之活血。内关穴下面的主要的经络是心包经。

心包经是从中指开始的。从中指开始，然后走到手心，通过手心要经过内关穴，经过内关穴以后，走到小臂的阴面，然后往上走，都是走的内侧，然后通过腋下，直接到达心脏。左右两侧的内关穴，心包经都是直通心脏的。所以您按摩了内关穴以后，对心脏有特殊的控制作用。

有人可能问，都能够治疗什么心脏病？应该根据我们现在十多年的经验，我们古人几千年的经验也是一样，对什么心脏病都有效，特别是对于冠心病，效果特别突出。对于我们来说，假如每一个人每天都有意识地去按摩内关穴，就可以避免心脏病的发生。

咱们现在有许多年龄还不大的同志，突然间就走了，如侯耀文去世的原因就是这样。他就是心包经不活跃，心脏突然出了问题。假如每天对心包经进行按摩，别管是有病的人也好，没有病的人也好，每天做做心包经的按摩，按摩内关穴，就完全可以避免心脏病的发生。

如果已经有心脏病了，经常按摩这个内关穴，完全可以控制这个心脏病不发作。我们现在有了上千位心脏病患者的病例，所有的冠心病患者，只要他是认真去做这个“312”，特别是认真做这个内关穴按摩的话，都有控制、治疗的作用，也能够预防心脏病复发。所以内关穴对于心脏病是一个有特效的穴位。

- **除了心脏病，对肺病也有效**

因为从这个手上通过腋下到心脏以前，要经过肺脏，所以按摩内关穴，除了治疗心脏病以外，还对所有的肺脏病都有效。比如像哮喘、咳嗽、肺炎，如果按摩内关穴的话，适当延长一点时间，那就不是每天做两次了，多做几下，自然能够缓解咳嗽、哮喘的症状。对心脏、肺脏，内关穴是专门有效的穴位。

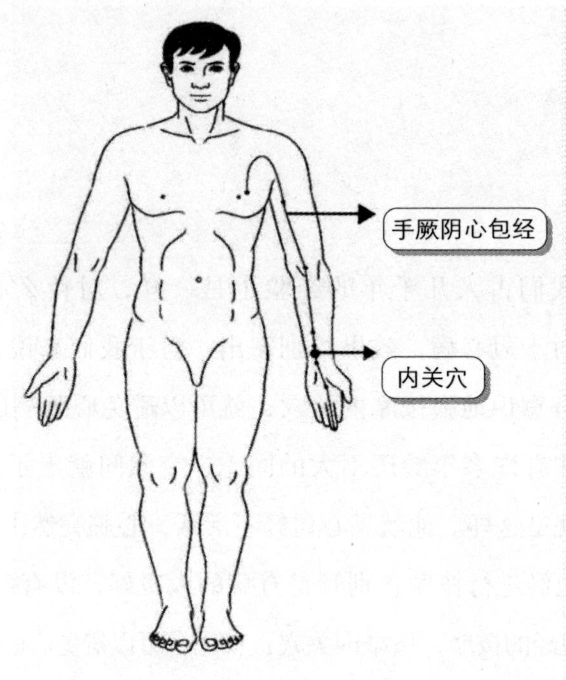

经常按摩内关，对心脏病、肺脏病、哮喘等疾病有防治疗效。

我们曾经有一个学员，心脏病比较严重，刚开始来的时候，对”312”还不是非常信任，是在家人的劝诱下来报的名。报名的当天，因为车辆颠簸，心脏病还有抬头的趋向。报名之后，我就建议他按摩内关穴。这位老同志在无奈之下，按照我的建议对内关穴进行了按摩，仅仅 10 分钟后，效果就出现了，这位老同志“头晕眼花”的情况完全消除。不仅如此，还当场进行了验证，让这位老同志一口气爬了 4 层楼，这在平常可是想都不敢想的事情。就这一件小小的事情，让这位老同志彻底信服了，随即就报了名，参加了“312”的培训。一年的时间过去了，这位老同志心脏病得到了很好的控制，不仅如此，精神状态还好转很多。

“312”健康问答

问：经络是如何用现代科学方法证实的？

答：现代科学研究证实经络客观存在的方法很多，但是能够把古典14条经脉精确定位，确定其宽度在1毫米范围之内的方法，是中国科学院生物物理研究所和北京炎黄经络研究中心创建的。利用3种生物物理学方法，即：隐性感传、高振动声和低阻抗法，他们检测的实验经脉线互相重合，与古典经脉图谱基本吻合，其宽度在1毫米以内，并有形态学根据。

问：为什么说针灸经络学既是中国古代的，也是现代科学的一大发明？

答：原因如下：第一，时间最早，针灸治病已有5000年历史，经络学说也在2500年前已经形成。第二，科学水平最高，《黄帝内经》和《铜人图经》的描述，其精确程度和科学水平，现代科技难以达到。第三，意义重大，人类过去、现在和将来的医疗保健和长寿都必以经络学说为纲。第四，现代科学迄今仍未认识到经络的存在，所以针灸经络学到今天仍然是中国独树一帜的世界一大发明。

足三里穴——防病强身的百岁健康穴

按摩足三里穴对于胃病有重要的治疗和预防作用，能够治疗胃炎、溃疡病、胃痉挛等所有的胃病，对肠胃病、消化系统的疾病也都有效。

● 足三里，传统的养生长寿穴

说到足三里，古今大量的实践都证实是一个能够防治多种疾病、强身健体的重要穴位。国外很多国家也都有运用足三里养生长寿的传说。据说在古代日本有一个风俗：每建成一座新桥，都要邀请年龄最高的长者第一个踏桥渡河。有一年，江户的一座桥建成之后，依照习俗，三河国 174 岁的万兵卫第一个出渡。当时日本处于德川幕府时代，在举行出渡的仪式上，日本的实际统治者德川将军就问万兵卫有何长寿之术。万兵卫回答说："这事不难，我家祖传，每月月初 8 天，连续灸三里穴，始终不渝，仅此而已。"德川听后很是感慨。三里穴这个长寿穴，也因此而家喻户晓。所以说"灸足三里，得长寿"的养生秘诀，一直被古今中外的养生人士所珍视。

我们在前面已经给大家介绍了 312 经络锻炼法的穴位的一些知

足三里简单点说，就是在膝盖骨下面三寸，必须要挽起裤脚暴露膝盖以下部分才能够看到，也便于按摩。

识了。这3个穴位当中，我们已经向大家介绍了合谷穴、内关穴这两个穴位的找穴和按摩的一些方法，以及起到的一些效果。我想无论是内关也好，合谷也好，就在我们手掌附近，所以找位相对来讲并不会太困难。平时朋友们接触少的就是足三里这个穴位，虽然可能也听说过的，但是真正足三里这个穴位在什么地方，怎么按摩，这个相对而言可能就会比较生疏，也会难一点。

● 足三里，说的是膝盖下面三寸

下面我们就说一下到底足三里穴位应该怎么样取穴，应该怎么样按摩，能够治什么病。要说这3个问题，首先就要把足三里的位置定下来。

足三里的位置在腿上，在小腿上。找足三里穴位，第一步把你的裤脚管挽起来，也就是说要暴露膝盖以下部分。简单说，足三里在膝盖骨下面三寸。

找到足三里这个穴位，稍微复杂一点儿。把裤脚管挽起来，您就看到髌骨，就是膝盖骨在的地方。您顺着髌骨的下缘找，可以看到膝盖骨的下面，髌骨的两侧有两个凹陷，里面一个，外面一个。

找足三里，就要找外面这个凹陷。这个凹陷也是足阳明胃经的一个穴位。这个凹陷很重要，你看到这个凹陷以后，假如是左腿的足

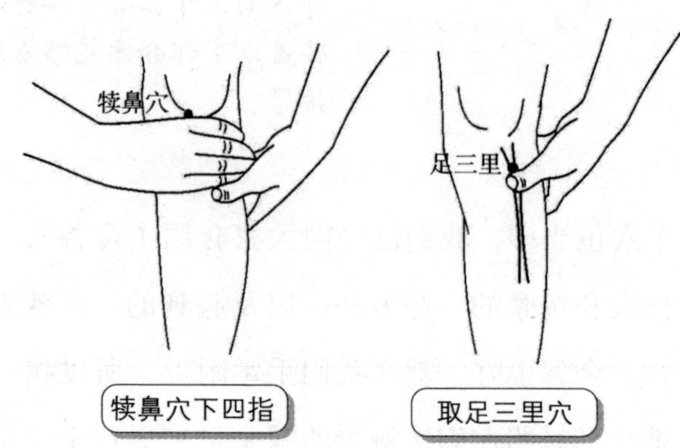

犊鼻穴下四指　　取足三里穴

三里的话，你得把左手除了大拇指以外的4个手指头并拢，把4个手指头放在左腿髌骨凹陷的下面。髌骨的这个凹陷下面，用这4个手指头就量出来了。足三里的上下的位置，是在这个小指的下头，也就是说距离膝盖下面三寸。三里就是三寸，实际上足三里就是在膝盖下面三寸，但是是在小腿的外侧。

外侧是什么地方呢？把右手的大拇指放在小指的外侧，小指的下面。也可说要在胫骨的外面，不要放在胫骨的里面。胫骨就是迎面骨，把大拇指放在胫骨的外面，也就是说距离胫骨一个横指。一个横指的这个位置，是小指的交叉的点，这就是足三里。

再具体地说，就是上下用4个手指头量出来，左右用一个大拇指量出来，就在你的膝盖下面4个手指头上下，左右一个大拇指，交叉的那个点就是足三里。找到足三里确切的位置之后，下一步就该按摩了。这个按摩的办法也有规定，您要想正确按摩您左腿的足三里，必须要用右手。

● 按摩力度要加大一倍

用右手来按摩足三里，如果用左手的话好像不好用力。把右手的大拇指放足三里的穴位上面，用右手攥紧胫骨，让右手大拇指垂直压在足三里穴位上，按下去；每两秒钟按一次，一边按摩，一边要还要左右地揉，这样就很容易达到酸麻胀的感觉。也就是说基本上要用大拇指垂直按在这个穴位上，然后按压和左右进行按揉，基本上是两秒钟的间隔，尽量能感得到酸麻胀的感觉。这是按摩左腿，然后反过来用左手再来按摩右腿。

足三里这个穴位在下面，肌肉比较厚。同样的力度，你去按摩合谷内关会比较容易，但是去按摩足三里，就不太容易得到酸麻胀的感觉。按摩足三里要想得到酸麻胀的感觉，你的力度要加大一倍，而且揉的力度也要加大一些。

每个人感觉是不一样的，有的人合谷穴感觉很强，足三里就差一些，有的人对足三里感觉就很强。没有关系，只要有感觉就行了，只有一个原则：不管是哪个穴位，按照咱们标准办法做了以后，只要有酸麻胀的感觉，我就敢说有效。换句话说，如果没有酸麻胀的感觉怎么办？没有也有效。您放心，这个每个人的感觉反应是不一样的，但是你只要是按摩了，只要是在那儿压迫它，而且揉动它，经络一定

每个人对按摩的感觉不一样，有强弱之分，但是只要是有酸麻胀的感觉，肯定就都有效的。

会活跃起来的，活跃起来有的时候你感觉不到，感觉不到也有效。所以“312”这个方法，您只要是正确操作，都有效。

- **平衡五脏六腑功能，调控全身**

足三里的作用也必须要说明，它所激发的是足阳明胃经的作用。那么我再简单说说这条经络是怎么走形的。从脚上的第二个脚趾头上来，经过足三里，从第二个脚趾头经过脚背，经过脚腕子。

大拇指第二个脚趾头上来以后，就经过足三里；到足三里以后，要经过膝盖，走到大腿上；通过走大腿，进入到您的腹腔；进入到腹腔，然后进入到您的胸腔，到胸腔继续向上，一直到头上。所以胃经的特点是纵贯全身。为什么我们除了手上的两个穴位以外，还要做一个腿上的穴位？因为腿上的这个穴位要通过腹腔和胸腔。按摩足三里穴对于腹腔，或者胸腔的各种脏器，五脏六腑的脏器的疾病都有治疗的作用，其作用与其他两个不一样。这条经络也能上头，所以合谷所能治的病这个穴位都能治。足三里这个穴位的治疗范围是很广泛的。

患者五官的各种病，也就是说口歪眼斜、发烧头疼脑热，头部的病按摩足三里有效，颈部的病按摩足三里也有效。但是更重要的

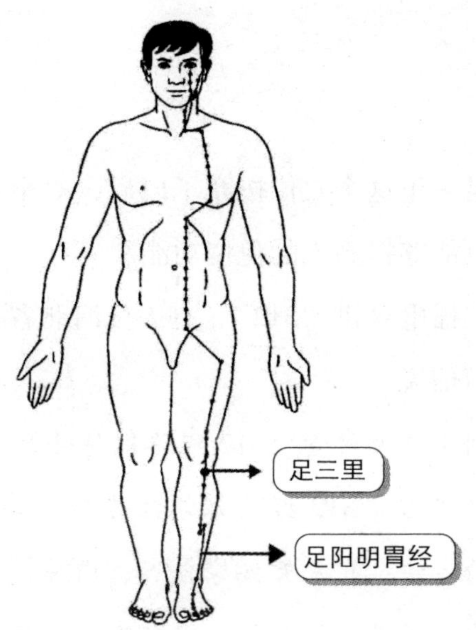

经常按摩足三里(又名长寿穴)，活跃全身气血，对全身及腹脏疾病等胃经经过之处疾病均有一定治疗效果。

是它对于胃病有重要的治疗和预防的作用，能够治疗胃部所有的疾病，如胃炎、溃疡病、胃痉挛等所有的胃病。对肠胃病、消化系统的疾病也都有效。因为经过胸腔，也经过腹腔，对于其他的这些脏器，包括胸腔、心脏，还有肺脏，还有消化系统，胃、肠、胆、肝等所有的消化系统都有效，所有的泌尿生殖系统也都有效。足三里穴位对于全身的各个脏腑都有调控的作用，所以可以说足三里这个穴位就是一个长寿穴。每天做足三里穴位的按摩，你的寿命就可以超过一百岁了。

应该这样说，足三里这个穴位按摩了以后，对全身所有的疾病都有调控的作用，也能够提高人的免疫功能。

我在中央人民广播电台讲“312”，有一位河北省香河县叫夏静晶的朋友给栏目组写信说：

自从偶然间听到养生大讲堂《312 经络锻炼法》节目以后，我就再也没有间断过收听了。312 经络锻炼法专题对我的帮助很大。按照祝总骧教授讲的方法，我每天按摩合谷、内关、足三里 3 个穴位，没做几天，就收到了很好的效果。以前呢，我睡眠不太好，夜里总要醒来好几次，自从开始按摩足三里之后，开始是按摩的时候，上身发热，后来按摩几分钟后，就开始发困，夜里睡得特别香，一觉能睡到早晨四五点钟，这是多年来都不曾有过的。我特别的高兴，没想到好几年的毛病，刚按摩了几天就收到了这样好的效果。真是非常感谢养生大讲堂节目，以及祝教授为我们带来的“312”经络锻炼法。

在生活中，像听众夏静晶这样经过经络锻炼身体的疾病和健康问题得到明显改善的人很多。

“312”健康问答

问：中老年人在具备积极、乐观、向上的心态的同时，还应该做些什么才能保持健康的体魄呢？

答：除了具备良好的心态之外，还应该做到两件事情：第一，坚持“312”的经络锻炼，保持经络畅通；第二，还应该养成良好的生活起居、饮食和运动习惯，这是保持健康体魄不可缺少的条件。有几条原则是必须遵守的：1. 按时作息，保持生物钟的稳定。2. 饮食以素淡为主，少食，禁烟，少量饮酒或不饮酒，减少有害、有毒物质和代谢废物对机体的损害。3. 坚持每天做“312”，有助于经络的通畅，促进新陈代谢、防病健身。

问：为什么在中老年人群中宣传推广312经络锻炼法是当务之急？

答：中国已有60岁以上的老年人口1.26亿，每年还将以3%的速度增加，已经进入老龄社会。大多数老年人不懂经络而体弱多病。国家对老年人的医疗保健的力度还不能满足需要。所以急需在老年人群中宣传推广312经络锻炼法，使他们迅速从疾病的折磨中解放出来，自我健康长寿。

腹式呼吸——抵抗失眠、治疗慢性病的清心大法

腹式呼吸对所有的慢性病全有效。比如说这个病人有高血压，这个人说他有糖尿病，这个人说他有失眠病，有消化系统的肠胃的病，腹式呼吸都有调整的作用。

• 一呼一吸，承载着生命的能量

在前面我们已经详细为大家介绍了 312 经络锻炼法中的“3”，也就是人体的 3 个穴位合谷、内关、足三里的按摩方法，以及他们在防治控制疾病中所起的作用。接下来我们继续介绍“312”中的“1”，也就是腹式呼吸和它所能解决的预防和控制疾病的问题。

大家可能都知道，呼吸是人的一种正常的生理现象；但是可能又不知道，呼吸同时又是重要的养生之道。人的一呼一吸承载着生命的能量，科学家研究发现，人的肺平均有两个足球那么大，但大多数人在一生中只使用了其 1/3 的功能。一项最新的调查显示，城市人口至少有一半以上的人，呼吸方式不正确，很多人的呼吸太短促，往往在吸入的新鲜空气还没有深入肺叶下段，便匆匆地呼气了，这就等于没有呼吸到新鲜空气中的有益成分。尤其是那些坐办

很多人不知道的是：呼吸也是很重要的养生之道，一呼一吸之间，承载着生命的能量。

公室的人，由于坐姿的固定，通常是简短急促地呼吸，每次的换气量都很有限，造成在正常的呼吸频率下，依然通气不足，体内的二氧化碳累积，再加上长时间用脑工作，机体的耗氧量很大，进而造成了脑部缺氧，经常会出现头晕、乏力、嗜睡等办公室综合征。那么，怎么呼吸才能让自己身体健康，进而达到养生的目的呢？腹式呼吸法就是一种选择。

通过前面的介绍，大家对312经络锻炼法已经有了很深的了解了，尤其是对“312”当中的“3”这3个穴位的位置和按摩，以及起到的一些作用，已经有了很深入的了解。但是“312”可不仅仅就这么3个穴位，它还包括腹式呼吸法，还有下蹲运动这些整体的组合。这一节呢，我们就讲这个“312”的第二部分——“1”。

●腹式呼吸不同于气功

“1”为什么是必要的？前面我也和大家讲了，这3个穴位，打通了3条经络，就能够使全身的气血活跃起来，所以能够治疗很多很多的疾病，但是不能达到治百病。为什么呢？因为这3个穴位是有局限性的，为了补充这3个穴位的局限性，考虑到我们中医的传统经验，除了穴位按摩以外，气功对中医的发展创造也是很不得了的事情。我们所说的这个“1”，是气功的一个重要的组成部分，但

要想做好腹式呼吸，整个人的思想和行动都要静下来，不要浮躁。

又和气功不一样。腹式呼吸不要你用意念去打通经络的运行，只让你用生理学的办法使你的腹部肌肉运动。具体的说，要想做好腹式呼吸，需要有 3 个注意事项。

第一个注意事项就是，要做好腹式呼吸，您必须安静下来。您整个人的思想和行动都要静下来，不要浮躁，在安静的情况下做腹式呼吸。安静有一个标准，就是全身的肌肉都要放松，尽可能地放松。所以您要做运动的时候，做腹式呼吸就不合适了。这是第一，不但肌肉要放松，您的思想也要放松。在做腹式呼吸的时候，至少在做腹式呼吸的那 5 分钟里，您不要胡思乱想，连正常的业务都不要想了。那怎么办呢？您就把您的思想集中在小腹部，“意守丹田”就可以了。想着小肚子，您的思想能够静下来，全身放松，思想放松。

第二个要求是最重要的要求：要想做好腹式呼吸，你必须要保持胸部的绝对不动。这一点一开始是很难的，因为咱们现在的呼吸都是胸式呼吸，自从有生下来以后咱们人的呼吸大多以胸式呼吸为主，腹式呼吸很少了。现在想真正通过腹式呼吸治病或者防病，你必须要消除所有的胸式呼吸，光用腹部的肌肉，也就是说胸部是绝对不动的。

要想把腹式呼吸变成日常生活中的一个习惯，还需要锻炼。

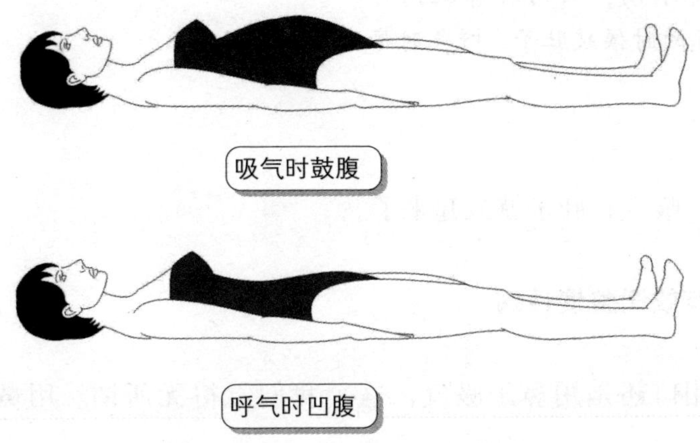

这有一点难度，但并不是很难。在我们来看呢，胸部呼吸不要做，专门做腹式呼吸。至少咱们在一段时间里，一天比如说正常人两个5分钟就可以了。这段时间里，你先不要做胸式呼吸，你做做锻炼，练习练习是可以做到的。按照我们的经验，普通老百姓，不一定是学医的，也不一定是练气功的，3天就都学会了。所有的人都能学会，只要你认真做一做，大家互相看一看，就能做到。胸部不动，完全用腹部的肌肉来进行呼吸，这是第二个要求。

第三个要求就是做腹式呼吸的时候，呼吸的速度要慢，要做深呼吸。怎么叫慢？每分钟4次到6次。咱们平常的这个呼吸，每分钟都要十几次，您不自觉地，每天就是日常生活中的一般的呼吸都要十几次，就是很短的，不是深呼吸。你要想做好腹式呼吸，得到治疗的作用，必须要呼吸缓慢，而且要保证胸部不动，只用腹部的肌肉呼吸。吸气的时候你就鼓肚子，慢慢地鼓肚子，一般来讲六七秒钟到十秒钟。你就这样吸气，胸部不动，鼓肚子，大概六七秒钟

腹式呼吸必须要缓慢，而且要保证胸部不动，只用腹部肌肉呼吸，吸气的时候鼓肚子，呼气时瘪下去。

的时候，吸气，肚子就鼓起来了。

• 有效调整慢性病

是用口还是用鼻子吸气，这个我们觉得无所谓。用鼻子吸也行，用口吸也行，只要胸部不动，让腹部尽量鼓起来，这样就是锻炼。吸气的时候需要六七秒钟，呼气的时候也要六七秒钟，加在一起就是 15 秒钟。这 15 秒钟就能够有一个一呼一吸，就是一个循环了。15 秒钟一呼一吸，这样的话每分钟呢，大概就是 4 次到 6 次就可以了。要深而慢的、腹部的肌肉运动，胸部是绝对不动，这种情况就有治疗作用。什么都不去想，就想着小肚子，胸部绝对不动，专门利用您腹部肌肉这个运动的结果，就有治病的作用。

通过腹部肌肉的运动，腹部的 9 条经络活跃起来。人身上的 14 条经脉我们都测试了，包括腹部的这 9 条经络，我们都能够掌握。每一个人身上的 9 条经络我们都能够测出来，使你信服自己的腹部真的有 9 条经络。那么这 9 条经络活跃了以后有什么作用呢？它有重大的作用，对所有的慢性病全有效。比如说这个患者有高血压，这个人说他有糖尿病，这个人说他有失眠病，有消化系统的肠胃的病，还有就是有胆囊或者是泌尿生殖系统有病，反正做好了腹式呼吸，腹部的 9 条经络活跃以后，都有调整的作用。

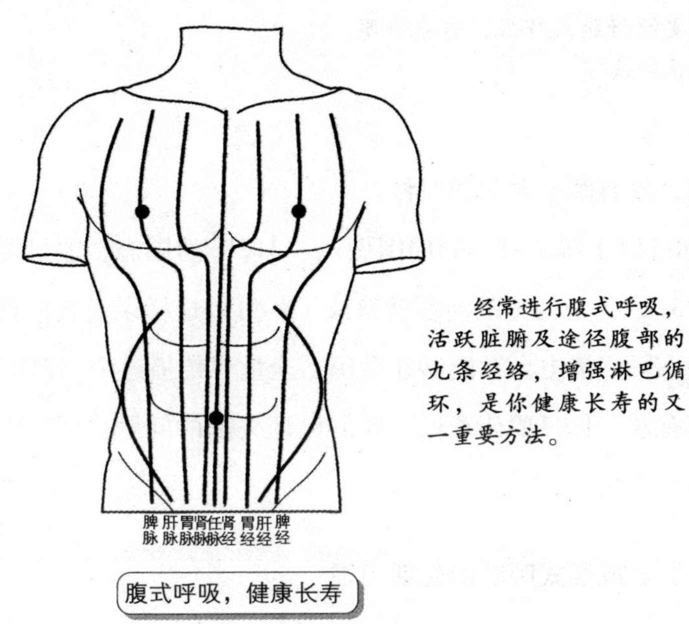

经常进行腹式呼吸，活跃脏腑及途径腹部的九条经络，增强淋巴循环，是你健康长寿的又一重要方法。

腹式呼吸，健康长寿

呼吸不仅仅是一个呼吸方式的问题，同样还在“312”的锻炼方法当中，具有一定的治疗作用。这个治疗作用最重要的就是通过腹部的9条经络，腹部的9条经络怎么会活跃起来呢？你也没有按摩它，可能你在鼓肚子、瘪肚子的过程中，它就得到自然的、天然的按摩。所以按照我们的想法，腹式呼吸之所以有效，是因为它也是一种经络锻炼。

我们这个测验得出的结论是：通过这种呼吸方式，促进了经络的活动。我要是不测腹部的9条经络，我也想不到。

腹部的9条经络都活跃了，就发挥了调控作用了。发挥调控作用以后，全身五脏六腑的功能都恢复正常了，首先的一个效果就是失眠的问题解决了。我们可以很高兴地跟大家讲，只要你做好了腹

只要做好腹式呼吸，首先失眠的问题就解决了。

式呼吸，没有睡不着觉的时候。

你可以了解了解我们周围做过“312”的同志，他只要是真正做好“312”，他的睡眠问题就解决了。可以这样说，我们现在能够在中央人民广播电台，能够在全国、全世界传播这个“312”，原因就是真有效。你只要认真做，我们保证失眠的问题，不用吃安眠药就能得到解决。

• 要养成腹式呼吸的生活习惯

那么为什么我们的日常呼吸就不能够刺激腹部的经络，或者说胸部的经络就不能治病呢？

这很奇怪，过去我也有这种想法，为什么腹部的这 9 条经络能够治病，咱们胸部的经络就不能治病呢？也不是不能治病，只是它治病和腹部的 9 条经络是不一样的。为什么胸部的呼吸治疗作用就不如腹部呢？因为胸部有肋骨，肋骨把胸部的经络都给固定住了，唯有这个腹部没有肋骨，所以用鼓肚子和瘪肚子的办法就能锻炼腹部的肌肉。这个过程中，锻炼了腹部的经络，而胸部的这些经络得不到真正的锻炼。所以，我们觉得这个腹式呼吸是经络的锻炼，锻炼的是腹部的 9 条经络，这 9 条经络对于五脏六腑的功能都有控制作用。当然腹式呼吸除了锻炼这个经络的作用以外，也有锻炼器官的作用。比如说在腹式呼吸的时候，你的淋巴循环加快了，这是西方医学界都公认的。在腹式呼吸的时候除了这个经络的活跃，脏器受到振动，循环加快了，腹部的淋巴循环也加快了，这都是肯定的。但是这种作用和这个经络的锻炼比较起来，经络是主要的。

腹式呼吸除了活跃腹部的9条经络、充实先天后天之气外，也不排除在腹式呼吸过程中的局部循环，包括淋巴循环的加强，以及肺泡通气量的增加和直接对腹腔各个脏腑的自然按摩作用，从而促进这些脏器经络气血的活动，增强这些脏器的功能。所以说腹式呼吸是锻炼经络的另一个重要手段，坚持锻炼能够为你的保健长寿设下第二道防线。

我们曾经有一个女学员，四十多岁，在某公司上班。因为工作紧张、压力大，四十多岁就得了高血压、心脏病。刚开始的时候，她也只是选择吃降压药，可是吃了一段时间之后她发现这药不管用了。后来在家人的推荐下，她参加了“312”的经络锻炼。当时鉴于她的这种情况，我建议她除了穴位按摩之外，加强腹式呼吸的锻炼。因为她经常坐在办公室，腹式呼吸对她来说是最好的锻炼方式。她最终听从了我的建议，一直坚持腹式呼吸。

短短的两个月时间，她的心脏病不仅得到了很好的控制，甚至连平常的腰酸背痛也都消失了，精神状态很好，工作效率也很好，

高血压患者，做腹式呼吸需要加长时间，通常两个礼拜都会有效果。

甚至在不久前还得到了晋升的机会。

初学者对腹式呼吸是控制不了的。我觉得开始的时候都有这种情况，因为你不习惯做腹式呼吸的时候，你的胸部老是要动，不管是稍微有一点扩大，或者是缩小，也就是说开始做胸式呼吸，腹式呼吸就没有作用了，因为胸廓的力度太大了，不能影响腹部的这个经络。所以呢，我们要求要锻炼。像这种情况，有的人说，做不好腹式呼吸的人实际上还没有找到窍门。应该这么说，我们只要认真做，3 天就能够学会这个腹式呼吸。

腹式呼吸也没有什么相对简易的方法，就是有的人比较容易入境，他能够别的事情都不想；有的人就是思想上很乱，他很难控制不想别的事，他老是想胡思乱想。但是在这种情况下我们也号召大家自己想一些办法，比如说在做腹式呼吸的时候，把您的两个手放在您的小腹部。你不是心里想别的事情吗？你想你的手在按摩你的腹部，它有助于你不去胡思乱想。希望咱们每一个操练“312”的同志，自己去琢磨去，自己去琢磨，总会最后得到一个满意的结果。

- **治疗慢性病是“312”学员练习的结果**

这个腹式呼吸本身我们也没有想到有这么大的作用，概括起来说，对所有的慢性病都有效。只要有慢性病，那您就做腹式呼吸，

有心脏病的患者，除了腹式呼吸和下蹲，重点是要按摩内关穴，必须得按摩才有效果。

就管事。这件事情不是我们发明的，这是我们练“312”的学员们学习的结果，是他们告诉我的。我哪儿知道做了腹式呼吸血压就能降下来，我也不是神仙。他们做的第二个礼拜就给我报告上来："我做的第二个礼拜，我的血压就下来。"这是他们给我的答复，我问他是怎么做的，他说："我做好了腹式呼吸以后，我不是5分钟，我做了10分钟，我的血压下来了。"

为什么“312”有这么大的作用？都是群众的创造。比如说他有心脏病，有心脏病的病人，你做了腹式呼吸，做得再好，心脏病也好不了。为什么呢？因为你没有找到你自己的“312”。因为“312”当中，有的病，它所需要的操作，有它的特殊需要。比如说心脏有病，你必须按摩内关穴，你不按摩内关穴，不动用你的心包经，心脏病好不了。你老做腹式呼吸，老做下蹲也不行，你按摩其他的穴位也不行。必须按摩这个内关穴，它有特异性。这个是谁告诉我的？也不是我们创造出来的，是有心脏病的人他告诉我的："我说我的心脏怎么好的，我每天，有空就按摩这个内关穴，结果果然就好了。"

我想通过我们前面的讲述，大家对腹式呼吸应该有了一个新的认识。我们也希望大家在后面的锻炼过程当中，对这个腹式呼吸再加强锻炼，更熟练地掌握这个方法。

"312" 健康问答

问： 为什么要用"3"、"1"、"2"这3种方法锻炼经络，才能保证健康长寿？

答： 因为合谷、内关和足三里3个穴位的按摩，一般对急性病痛能见效；一个意守丹田、腹式呼吸是锻炼腹部9条经脉，对慢性病如高血压、失眠等防治有效，并使人的精力充沛；两条腿为主的体育运动是活跃全身经络，加速气血运行，对百病防治和体力增强、对三大杀手（脑中风、心梗、癌症）有重要预防作用。所以3种方法的作用不同，效果不同，缺一不可。

问： 腹式呼吸为什么也是经络锻炼？

答： 有意识控制下的、慢而深的腹式呼吸首先是激活了体表的9条经络（双侧的肾、胃、脾和肝经以及任脉），其次是由于腹部的运动激活了五脏六腑的经络和气血运行，所以腹式呼吸就是一种经络锻炼。

两腿下蹲运动——畅通你的全身气血

下蹲，锻炼的是全身的经络。按照我们现在的一些看法，假如这个人已经到了九十多岁，他还能够下蹲10次，那么，他活到100岁就问题不大。

● 运动的要点在于锻炼经络

我们都知道这么一句话：生命在于运动。运动可以增强体能，增进健康，使人充满活力；但是，锻炼还是讲究方式方法的，特别是老年朋友一定要讲求方法。人们常说“人老先老腿”，这说明锻炼双腿对于老年人来说，非常重要。

在日常生活中，很多人对锻炼双腿有一些误解，比如说患有膝关节疾病的人，不能做下蹲运动等。而“312”锻炼法的“2”，恰恰注重的就是双腿的下蹲运动。那么在众多锻炼方法中，为什么会选择双腿的下蹲运动呢？下蹲在预防控制疾病中，又有着怎样独特的效果呢？

有关这个“312”中“2”的问题，我们开始也没有强调下蹲的重要性。我们在头几年“312”刚刚提出来的时候，就号召大家要加强体育锻炼。什么锻炼都行，只要你每天有 10 分钟的体育锻炼，那我们来看就行了。我们没说必须是下蹲，或者是最好是做下蹲。

下蹲能够治疗各种病也是群众的创造。具体地说，下蹲为什么能够治疗各种疾病，这个道理我们是知道的。人全身有 14 条经络，再加上奇经八脉可能有 20 条经络，都是纵行的。为什么通过运动能够动员这 20 条经络呢？这个我想不到。我本来是生理学的教员，我在协和和北医都是教生理学的。我也讲运动力，我当初讲运动生理的时候我就说过，这运动很重要，人要健康，你不做运动，健康的可能性就不大。因为运动能够动员全身的各个器官，新陈代谢、循环，或者是各种功能都能够加强。

运动的时候能够提高肌肉的力度，能够增加肺活量，提高免疫功能。西方医学都是这么说的。运动能够保健，能够养生，这种说法谁也没有反对。可是我们那时候就是没有想到原来运动的关键，还不是对于各个器官的锻炼，而是在经络上。这个问题应该说是我们“312”课题组提出来的。

为什么这么讲？因为我们觉得 3 个穴位的按摩，能够锻炼您的经络。至少在 3 条经络锻炼以后能够打通您全身的气血，腹式呼吸可以锻炼腹部的 9 条经络。但是体育运动为什么也是经络锻炼？这

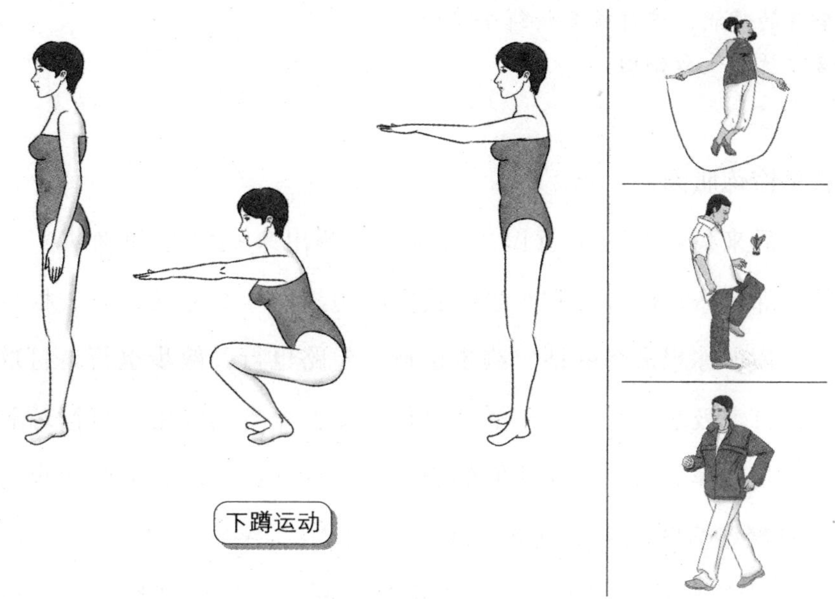

是跟我们的研究工作有关系。因为我们的研究工作后发现，全身的经络都长在肌肉里面，尽管我们能够在体表用声音的办法测出来了，可能真正的经络主干在肌肉里面，在肌肉层的下面，在人体的深层。这 14 条经脉都长在肌肉的深层，要想让全身的这些经络都活跃，唯一的办法就是要做运动。要是不做运动的话，肌肉不运动，全身的经络不可能都活跃起来。

这是什么道理呢？因为经络是长在肌肉里，一旦肌肉收缩了，或者舒张了，稍微这样动一动，您的这个肢体比如说胳膊的 6 条经络都得动。可是过去我们因为不承认经络的存在，所以就想不到经络锻炼，后来我们就意识到了，原来全身各个地方的体育活动和运动，下肢的运动、上肢的运动、全身的运动，都和骨骼肌有关系，全身肌肉运动以后，会影响你全身的功能，这样就会使得全身经络活跃、气血畅通。

就是锻炼肌肉。

后来我才有这个意识，因为我们测出来经络是确确实实存在的。那什么锻炼最好呢？当时我们的想法是什么办法都好，根据你的习惯，你想锻炼的话，跑步也行，走路也行，散步也行，打球也行，打太极拳也行。反正活动就是在动员全身的经络，打篮球和跑步都是一样。所以当时我们的想法是，只要你运动就能够使全身的20条经络活跃起来，就能治病。

为什么呢？因为全身的经络都活跃了，气血就畅通了，这是很自然的。当你跑步的时候，你运动的时候，你就感觉到心跳加快了，呼吸加快了，也出汗了，甚至有一种肌肉酸累的感觉。这就是说，你全身的肌肉运动了以后，影响了你全身的功能，影响了全身的功能之后，气血畅通。这种气血的畅通是突然间的，运动的过程中，随着气血的突然间加快，它能治疗和预防相关的疾病。

运动从表面来看，只是肢体在进行活动，实际上是通过这种活动来增加对经络的促进作用。由于经络对人体有着重要的作用，我们的身体才会得到锻炼。脑子里有血栓，这就是脑梗产生的原因。心脏里面有血栓，是心梗的原因。你要是每天都做一点体育活动，全身的气血流动都加快了，气血畅通以后，脑梗和心梗都能够预

> 下蹲的优点是什么人都可以做，不需要场地，而且下蹲的程度也完全由自己控制。

防。所以体育活动能够治病，是一点不用怀疑的。

• 下蹲是每个人都容易做的最简运动

我们刚才说了，一开始什么运动我们都赞成，你可以根据自己的爱好进行选择，后来我们就集中了，以下蹲为主。恐怕这个办法适合一般人的实际情况。

下蹲的优点是什么人都可以做，不需要场地，而且这个下蹲的程度，完全由您自己控制，您只要能下蹲。或许有人说我下蹲也蹲不了，我的膝盖疼，蹲不了。蹲不了您也别勉强，我不要求您一天就能够蹲下来。但是下蹲有一个特点，它的运动量是有限的，顶多是支持您的体重。您要是下蹲都困难，您半蹲也行，稍微做一点下蹲的动作就行了，不一定非得蹲下去。您总得让腿动一动，动是什么意思？就是支持您的体重。一个人能够支撑自己的体重，您的健康就有保证，您想是不是？如果我自己还撑不住我自己呢，您的健康怎么办？

下蹲这个动作，第一它运动量不大，第二下蹲本身也是一种有氧的运动。你蹲的时间，假如是适当的运动量的话，就会感觉到有点喘，有点出汗，呼吸加快了，心跳也快了，再增加大概就不合适了。您能自我控制，而且又不需要场地，还没有副作用。

假如一个人已经九十多岁还能下蹲 10 次，那么他活到 100 岁问题就不大。

我们只是选择了下蹲这个动作，但是实际上我们最终的目的是需要这种体育锻炼，未必就是局限在下蹲这个活动上，只要能够活动腿部的运动都可以。

• 生活自理到 100 岁才算健康

可能有人会问："既然是用锻炼的方式来活动腿部和锻炼身体，已经对经络起到促进作用，进而促进了身体的健康，那我们按摩足三里，不是也对腿部的经络起到作用吗？锻炼的方式也是对腿部包括全身的经络起到促进作用，这样的话两种方法当中，会不会相对来讲有重合的地方？"

二者有重合的地方，这是肯定的，但是不能够替代，特别是体育运动。通过按摩足三里，你就想代替体育运动，是不可以的。按照我们现在的一些看法，假如这个人已经九十多岁了，还能够下蹲 10 次，那么他活到 100 岁就问题不大；假如这个人八十多岁以后就蹲不下去了，那来看就很危险了。

为什么呢？连自己的体重都支持不了，还想生活自理吗？我们要求的是百岁健康，生活还能自理才是我们的目的。所以你要不肯下蹲的话，甚至连下蹲这么一个简单的动作都做不了，那么，你只能走走路。走路也是好事。每天饭后百步走，有人说得走 1000 步，

下蹲要根据自身状况来，需要注意的是不能过快过猛，蹲多少个自己量力而行。

就能够健康长寿。我们完全同意这个观点。走路是可以的，但走路代替不了下蹲，两者还是不一样的。您走路尽管走路，还得有能力支撑您的体重，你才有可能生活自理到100岁，这才算健康。

● 下蹲不能追求“更高、更快、更强”

我们既然在锻炼的方式当中选择了两腿下蹲，这和前面我们说的“312”当中3个穴位的按摩一样，也需要讲究方法，不是说随便下蹲就可以了。

应该这么说，“312”一般来讲不是那么很严格，不像打太极拳那样严格要求应该怎么一个姿势。但是即使不要求那么严格，也有基本的要求。比如说体育锻炼，下蹲，你不要过猛，你不能想每天蹲到20个别人就都行。其实20个对一般人来讲不多，但对有些老同志来说，别说让他蹲20个了，蹲1个都困难，你让他这么做就危险。假如他膝盖有病，你让他每天做20个，不但治不好他的病，还会给他造成骨骼的损害，那就不好。所以我们要注意，就是下蹲这么一个简单的动作，也不要一下子让他运动过量，要逐渐增加他的运动量。比如说你不一定非得做20次下蹲，你做一次也好，一次都做不了半次也行，这就完全由你自己掌握了。

千万不要追求像奥运会的那种更高更快，那不是我们“312”

的目的。我们“312”唯一目的就是把您的病治好，让您能够保健长寿。总的原则还是要鼓励这种体育锻炼的方法，但是像这个下蹲的动作，还是要量力而行，因人而异。

“312”健康问答

问：下蹲该如何进行呢？

在进行下蹲运动时，要全身放松，双脚放开，双脚与双肩同宽，自然站立。双臂伸直，平举到胸前，并开始下蹲到最低体位。然后双腿用力，直立站起。

如果体质较差，可以借助身边能够支撑自己的东西，比如说床、桌子、暖气、院子里的柱子、树木等。除此之外还要记住一点：只有坚持才会出效果，三天打渔两天晒网是不行的。

问：这种腿部运动的强度应该是多少？

运动时间和强度可根据自身情况确定，一般每日1次，每次运动5~10分钟。运动量维持在每次活动之后稍有气喘，脉搏跳动在120次/分以内，全身感到舒适为最佳；如果超过了这个限度，就会感到全身疲劳，不利于养生。体质虚弱的人可酌情调整，量力而行，循序渐进。

另外，有一种足底搓棍运动，是一切老弱病患者都适用的经络锻炼法。近来有很多辅助器械在市场出现，如磁力足踏按摩器等，都能有效地锻炼经络，居家看电视时可以经常使用，就不限于5分钟了。

祝总骧教授指点“312”注意事项

“312”并不严格，但是有些问题还是需要注意的。比如孕妇在按摩合谷穴时不要太重，否则对胎儿不好；老年同志不能下蹲就别勉强，半蹲也是可以的。

• “312”锻炼，贵在持之以恒

有的人在锻炼中肯定会遇到这样一些问题，比如：“312”一天要做几次，一次做多长时间啊？312 经络锻炼法会不会有什么副作用啊？

在我们看来，312 经络锻炼法对一般人来讲最好是定时来做。比如说你每天都是早晨做，或者晚上做，那你就在固定的时间做就行了。但是你说我早上没有做，我中午做行不行？一样可以，没有关系的，只要你的方法做到位了，不过量，一般来讲没有任何时间的限制，什么时候都可以做。和我们普通人平时坚持锻炼的道理是一样，需要您找到一个适合自己的时间，然后持之以恒地坚持下去。

• 3 种方法没必要一次性做全

还有一个问题：“312”是不是一次性都得做全 3 个穴位、腹式呼吸、两腿下蹲。

“312”不需要按顺序做，根据自己的习惯和生活规律安排就好，但是贵在坚持。

“312”虽然是一个全面、缺一不可的锻炼方法，但并不是说一天或者一次3种方法都要做，“312”就是按顺序做。即使没有这个顺序，您反正有习惯了，每天什么时间做“3”，那您在那个时候做就是合适的，不一定做完“3”一定要做腹式呼吸，你完全可以把腹式呼吸放在另外一个时间去做。体育锻炼也是不要求你们一定要一次又要做“3”，又要做“1”，又要做“2”，不是这样的。

考虑到“312”这个方法，第一大家是很自由的，可以随便掌握，没有严格的规定，这是一。再有一个，也不是每一种方法都非常严格，必须要怎么做，时间不固定，方法也不是特别严格。但是有些特别要注意的点，上次我们讲到按摩合谷穴的时候，对怎么找到这个合谷穴、怎么去按摩等，都有一些固定的要求。

具体地说，比如你按摩穴位，最好能够找到这个穴位下面的感觉。我们上次说了，不管是哪一个穴位，都有一个共同的穴位的感觉，如果真正按摩到位，应该有中医讲的得气的感觉。什么是得气的感觉，上次我们也都说了，就是酸麻胀的感觉。你只要按摩到位，就能够找到这种特殊的得气的感觉。

• 快慢自己掌握，关键是要做到位

又有人问了，这样一套方法看似简单，其实有很多的步骤，如

穴位按摩一般两秒钟一次是比较合适的，如果有的人比较敏感，一秒钟按一次也可以，总的原则是要得气。

果一整套做下来，需要多长时间是合适的，做的快一点慢一点对效果有影响吗？

我觉得这不是时间长短的问题，当然了，太快了，比如说你在按摩穴位的时候做得很潦草，也没有去体会穴位下面的感觉，那就不太好。但从时间上来说，各个方面不是绝对不可以变的。比如说，两秒钟按摩一次是比较好的办法，可是假如有的人比较敏感，按摩得稍微快一点，一秒钟按摩一次，也不见得不可以。但有一条，必须有得气的感觉。

另外，腹式呼吸也是一样，腹式呼吸虽然是说我们每人每天做5分钟，做两次就可以了，但是你要愿意做得时间长一点，六七分钟做到10分钟也不错，同样也有效果。所以总的来讲，“312”一天应该花多长时间呢？假如你同时做这3个穴位的按摩的话，5分钟就可以了，也就是说这3个穴位，5分钟。腹式呼吸呢，你做一次，原则上就是5分钟就行了。所以做一次3个穴位的按摩，做一次腹式呼吸，加在一起是10分钟。一天做两次，那就是20分钟。至于说下蹲的锻炼时间，三五分钟就可以了，你感觉有点累就不要再做了，并没有强求非得做几分钟。你感觉有点累了就适可而止，加在一起就是25分钟到30分钟，一天把这个时间用上就可以了。

不一定严格要求什么时间，比如说我愿意在看电视的时候做按摩，我愿意在坐车的时候做做腹式呼吸，都是完全可以的。这就是说，“312”这个经络锻炼，完全可以不占你特别的时间，不影响你的休息，也不影响你的工作，运用起来还是比较灵活的。

做的时间方面，不追求时间的长与短，关键是做出来效果，如你有没有得气的感觉，方式方法上是不是真正到位了。

● 心脏病患者要长期按摩内关穴

有些朋友可能还会进一步说：既然没有什么太大的副作用，也没有其他的问题，那我如果有时间有空的话一天多做几回，这样会不会有什么问题？

我觉得，这个是根据你身体的状况来定的，假如说你有一种心脏病，假如说有的同志心脏不太好同时还有早搏，或者有心绞痛的这种情况，那这个时间就不是我刚才说的每天做两次、每次两分钟就行了。如果有心绞痛和心脏病的问题的话，你就需要延长时间，而且确实像您刚才说的，你有时间就可以做。你长期做内关穴的按摩，那么心绞痛就得到完全控制。所以每个人的情况不一样，每个病的情况也不一样，时间是可以不同的。

“312”的特点就是可以很放心的让老百姓去做，不会产生任何副作用。

● **下蹲要循序渐进，量力而行**

针对自身的身体状况，可以选择不同的时间去锻炼。我们知道有很多的锻炼方法，有一些不太适宜身体状况，比如说空腹或者饭后不能进行剧烈的运动，还有一些身体条件的限制。312 经络锻炼法跟一般的剧烈体育锻炼是不一样的，按摩穴位和按摩师做的推拿按摩也不一样的。推拿按摩有他自己的要求，我们这个“312”按摩完全靠你自己掌握的这个方法，主要目的是达到得气就可以了。至于按摩多长时间，一般来讲，一个穴位两分钟就可以了，假如有病的情况下可以适当延长。

但是请注意，刚才说了每一个穴位做 5 分钟，或者说做 10 分钟，会不会有副作用？我回答：“不会有。”“312”的特点就是可以很放心地让大家都去做，不会产生副作用。按摩的时间长了，或者重量稍微大一点，都没有关系。但是在这个“2”的体育锻炼上，请大家注意要循序渐进，不要认为既然是体育锻炼就要一气蹲个几十次，没有必要，要根据自己的体力情况去掌握。

● **孕妇小心按摩合谷穴**

假如有一些老年人下蹲有困难的话，不要勉强着彻底蹲下去，如果身体状况不好实在蹲不下去，也可以半蹲，按着桌子或床栏杆慢慢做都是有效的。

可以半蹲，可以按着桌子、床、栏杆，或者是暖气，你扶着慢慢地做，不要强求，这是需要注意的地方。

咱们中医还有一些讲究。比如说孕妇，特别是孕晚期的孕妇，按摩合谷穴的时候不要太重，不要使她酸麻胀的感觉太强烈。如果太重的话，恐怕对胎儿不太有利。但是，这也并不是说孕妇就不能按摩合谷，在我们看来同样是可以做的。假如你有一些头疼脑热，或者是牙疼啊，照样可以按摩合谷，注意适当控制一下力度就可以了。

还有“312”练习者问我:“锻炼的时候是不是也要讲究‘312’锻炼的顺序，比如说一定要先按摩穴位，然后再腹式呼吸，然后再做下蹲的一些运动呢？程序上要求是不是很严格?”

其实“312”并不严格，我前面说了，不一定非得一套“312”都做完。实际上你养成一种习惯，比如说你早晨起来愿意做穴位按摩你做就是，晚上做也行，假如您忘了，那您中午做也可以，时间不是很严格的。腹式呼吸睡觉以前你做一做，不一定非得先做穴位按摩再做腹式呼吸，你自己安排就可以了。

但是这3种锻炼方法是每天都要争取做一遍吗？不要把“312”分开来看，有人说“312”主要就是3个穴位，3个穴位按摩了以后，健康问题就解决了。这种说法就不对了，“312”不是3个穴位

312 经络锻炼法不是凭空得来的，是对祖先经验的继承和发展。

的问题，除了 3 个穴位的按摩，还有一个腹式呼吸。这都是咱们祖先千百年来的养生保健经验。做完 3 个穴位的按摩，你必须考虑到今天做没做腹式呼吸，还要考虑到今天做没做体育锻炼。这就是说，“312” 是一种完整、全面的经络锻炼方法，不是单一的。通过这 3 种不同的经络锻炼办法，才能够保证对各种疾病都有预防的作用，而且能使您的精力和体力一天比一天好，这样才能够保证百岁健康。

• “312” 是对传统不断继承和发展的结果

应该这么说，整个的 312 经络锻炼法是我们对祖先经验的继承。穴位的按摩不是我们发明的，我们祖先早就知道了。腹式呼吸、气功也是我们祖先的发现，体育锻炼像八段锦等都是我们祖先传下来的。当然，现在的运动科学也主张每天做一些体育锻炼。无论古今中外都有 “312” 内容，所以我们所用的这个 “312” 不单是我们的创造，应该看到是我们祖先创造的，也应该看到是我们老百姓在锻炼 “312” 程中自己提出来的。

比如我刚才说的，要想让您的血压降下来，您必须做好腹式呼吸。这个经验是谁创造出来的？是那些高血压患者创造出来的，不是我们发明的。我们只是知道腹式呼吸能够治疗各种慢性病，可是怎样使您的高血压能够降到正常水平，是我们老百姓创造出来的。特别是高血压患者告诉我，他做5分钟时血压还没降下来，当他延长了时间做10分钟，或者15分钟时，他的血压就下来了，于是我就把他这个例子总结起来。应该这么说，“312”一方面是继承了古人的经验，一方面吸收了“312”练习者的经验，两者在不断继承和发展的基础上，合在一起形成了312经络锻炼法。

“312”健康问答

问：全国推广“312”，会不会妨碍其他全民健身法的推广？

答：“312”不排斥任何一种医疗保健的功法和器械，相反，各种功法如果和“312”相结合，就能达到相辅相成、如虎添翼的效果。“312”既是经络锻炼的精华，又是一切医疗保健活动的总纲。也可以说，一切主动医疗保健法都属于“312”范畴。

问：意守丹田、腹式呼吸能治什么疾病？

答：腹式呼吸是一种以“静”为主的全面经络锻炼，对各种慢性疾病，如高血压、失眠、糖尿病、胃炎、胃溃疡，肝、胆、肥胖、心肺等脏腑病的防治均有效。坚持锻炼，可以使人精力充沛、青春常葆，百岁健康。

312经络锻炼法是简单、经济而且实用的健康养生法

312经络锻炼法是一个简单、经济、而且实用性强的健康养生法。这么多年来，不管是医学专家还是寻常百姓，三千多万人已经亲身验证，只要每天坚持经络锻炼半小时，将轻松拥有健康生活。

●“312”是三千多万人亲身验证的科学方法

虽然经络确确实实存在于我们身上，并且已经通过科学的手段证明了这种存在，但是很多人从心里面还是不敢相信它对人体健康的重要性如此之大。甚至还有很多人怀疑312经络锻炼法是不是真的具有“治病”的效果。

312经络锻炼法是一个简单、经济，而且实用性强的健身养生法。这么多年来，不管是医学专家还是寻常百姓，三千多万人已经亲身验证，只要每天坚持经络锻炼半小时，将轻松拥有健康生活。这些人之中不乏我们所熟知的各个领域的知名人物，比如大家都熟悉的数学家陈景润。

“帕金森症”中医叫“痿症”、“筋痿”，西医以为是大脑的器质性病变，称其无药可医。

- **救治陈景润**

1988年12月，我们在北京科学会堂组织召开了“经络科学研究研讨会”。与会的人员里有中国科学院数学研究所的党支部书记李尚杰。他听到郝金凯教授奇迹般成功治愈了不少例的疑难病症时，便找到我，建议让著名数学家陈景润也参加这个会议，顺便请我和郝金凯教授给陈景润看看。我们答应试一试。

大数学家陈景润在我国可以说是家喻户晓。自从知名作家徐迟先生写了那篇著名的报告文学《哥德巴赫猜想》之后，陈景润不仅在国内名声鹊起，而且他因证明哥德巴赫猜想“1+2”享誉全球。

可是，陈景润不幸患上了可怕的“帕金森综合征”。自从患病之后，他的思维就使他再也不能在数学领域继续发展了。“帕金森综合征”又称“震颤麻痹”，俗称“痿症”、“筋痿”。西医认为这是大脑的器质性病变，称其无药可治。

当时的陈景润走路不稳，四肢肌肉痉挛，眼睛不能很随意地睁开或者闭上，也无法控制口水的外流。为了使陈景润免受疾病的痛苦，中国科学院数学所四处寻医问药，做了很多努力。多年来，陈景润都是在医院里度过，新药、特药、进口药全都用上了。要治他的病，和当年他证明哥德巴赫猜想的难度也差不多了。

当李尚杰告诉陈景润，我们可以运用“实验经络针灸疗法”给他治病时，这位数学天才喃喃地说：“既然经络是100%地存在着，就是真正的科学，我可以试一试！”当我们来到陈景润家时，他在家人的搀扶下，看到我们的到来，感到很高兴。经过细心的观察，我们发现，他面部肌肉凝固，没有一丝表情，如果他不走动和说话，就像木雕一样。

我看着陈景润这个样子，心里非常难受。我和郝教授彼此看了对方一眼，开始小声商量。

“郝教授，你敢治这种病吗？”

“没有专门治过这种病，但是现在有了测定经络线的方法，我觉得几乎对各种疾病都有疗效，对陈教授的病也应该是有效的。”

“那我们就试一试？”

“可以试一试！”

于是，我们决定着手给陈景润治病。

在认真分析了陈景润的病情之后，我们认为陈景润大脑中有一部分出了问题，继而影响了整个大脑，导致有神经上的症状，同时还伴有心慌、心悸。中医认为心主神明，我们据此制订出比较完善的治疗方案：首先选择心包经的内关穴，经过一段时间的治疗，再

在针灸了 1 年以后，陈景润就能行走自如，还能流畅的表达，最后重返科研岗位。

看看哪条经络的症状突出。陈景润是数学天才，我们都希望通过精心治疗能让他恢复健康，重新回归数学界，做更多有意义的事情。

研究了一段时间的治疗方案后，我们都稍微松了一口气。我和郝教授的配合也很默契。我在陈景润的右臂内侧轻轻地敲出心包经，郝教授就把银针慢慢地刺心包经的内关穴，同时安排给陈景润吸氧。

在给陈景润吸氧、扎针半小时后，他竟然能笑了。我们要走的时候，陈景润已经能下楼送我们了，当时在场的所有人都很惊讶。此后，陈景润的妻子熟练地掌握了“实验经络针灸疗法”，每天为他治疗 3 次。一年后，陈景润行走自如，表达流畅，重返了科研岗位。

陈景润在病情大为好转后，给我们写来了一封感谢信：

自去年 11 月，我院生物物理研究所经络研究组祝总骧教授及其合作者郝金凯教授给我治病，他们创造性地将经络科研成果应用于“帕金森病”临床治疗，使我病体有明显好转。目前在旁人稍加帮助下，我自己生活能够自理，饭食增加，吞咽自如，说话也较前清楚很多，大小便完全控制，起、坐、走路、转弯、回头等动作基本自如。总的说，整个身体素质都比经络针灸吸氧方法治疗前有显著的进步，可以说康复在望。

陈景润

1989 年 4 月 26 日

对于陈景润的病，我们始终都没敢放松。后来也经常去他家中对他进行治疗，仔细观察病情进展。在身体基本恢复健康后，他又开始了曾因生病而中断了的《青少年趣味数学》一书的编辑工作，同时又构思攻克哥德巴赫猜想的第二高峰。

1991年春节，他参加了中科院学部委员的团拜会；8月，又在所领导的陪同下到长白山、镜泊湖旅游。一位所领导见陈景润身体恢复得这么好，笑着说：“教授，您现在身体状况挺好嘛！”陈景润幽默地回答道：“哥德巴赫一个，帕金森一个，一加一等于二。哥德巴赫猜想是在祖国完成的，我的病也只有祖国医学能拯救，看来这也是定律。”

他曾感激万分地对郝金凯说：“没有二位教授的精心治疗，就没有我陈景润的今天！”

“312”提出近20年来，我们积累了数万例“312”治愈各种疾病的病例。众多练习者的实践证明，“312”是真正的科学，很多人都给我们写来了热情洋溢的感谢信。

闫某某：男，52岁，工程师

我由于从事化工工作，经常接触有毒有害物质，患有严重的牙周炎、鼻炎、下肢浮肿、失眠、关节炎以及颈椎病等。尤其是鼻子不通气，晚上几乎不能平躺，只能用口呼吸，靠消炎药、滴鼻净来缓解。2 个月前我参加了“312”培训班，现在只要一按合谷穴，鼻子马上通气。我的失眠和内分泌功能紊乱也通过腹式呼吸和体育锻炼完全克服了。

我的父亲 81 岁，患有高血压、肺气肿、哮喘，一年有 1/3 时间要住院。母亲 74 岁，患类风湿，双脚畸形，膝盖髌骨有骨刺，一动就痛。平常二老都不能下楼，生活不能自理。我学了“312”后教他们按摩和扶着沙发下蹲。父亲重点是按摩内关穴，母亲重点按摩足三里穴。父亲感觉胸部松快舒畅，还能自己做饭了，母亲居然能自己扶着楼梯下楼了。“312”不但解放了我，还解放了二老。

于某某：男，62 岁，工人

1994 年我被诊断为二尖瓣闭锁不全，主要症状是胸闷、气短、乏力，每次横过街道、天桥时，由于喘不上气，必须休息 1～2 分钟才能再走。有时还有房颤，服药时有效，但不能根治。当听到医生说这病必须做心脏手术换瓣膜，而且术后也难保证不犯时，我失去了信心，悲观失望。

1997 年 11 月，我爱人参加了“312”培训班，我也跟着学。认识到心脏病也与经络失控有关，经络调控能力增强就可以战胜疾病时，我从精神上解除了压力。每当胸闷、气短、腿脚无力时，就加强 3 个穴位的按摩，症状果然缓解。于是我加强了腹式呼吸和下蹲的力度，1个月以后症状逐渐消失，体力增强，精力旺盛，我找到了自己的“312”。另外，我原有高血压病，血压为180/100毫米汞柱（23.9/13.3千帕），现在稳定在140/90毫米汞柱（18.6/12千帕），房颤也不再犯了，进入良性循环。

“312”健康问答

问：“312”和宗教迷信有什么区别？

答：“312”没有一点神秘色彩，它靠的是经络科学。针灸经络学既是中国古代、也是现代科学的第一大发明。这门科学到今天仍然在世界上独树一帜，它能够使人类从对健康长寿的愚昧无知中解放出来，走向自己掌握自己命运的新时代。

问：经络锻炼能治病防病、百岁健康，既然是人类医疗保健的真理，为什么不能迅速普及推广？

答：①有些领导和广大群众尚没有认识到。②几千年来人类有病就求医问药已成习惯，很难改变。③有关部门和新闻界宣传不够。

问：为什么“312”能防止脑中风的发生？

答：通过“312”经络锻炼，可以使脑血栓消灭，气血畅通，防止脑中风的发生。

第三章

相信“312”，它能治愈您的顽疾

经络是确实存在于人体之中的，312 经络锻炼法也确实是科学的、有效的，是经过很多人亲身实践之后认可的。无论是对于癌症、冠心病、高血压、糖尿病等慢性病还是对于一些常见的腰酸背痛、下肢麻木、便秘、肥胖等，都有很好的疗效。

癌症的"312"疗法

从根本上说，癌症是免疫系统紊乱引起的，"312"能够有效刺激经络，从而发挥控制、调节免疫系统的功能。经过二十余年来练习者的亲身体验，"312"对癌症防治是有效果的。

● 癌症已经成为人类一大健康杀手

癌症现在已经发展成为严重危害人类生命的常见病、多发病。有资料显示，全世界新增癌症患者近1100万，每年有七百多万人被恶性肿瘤夺去生命。而另一项调查显示，我国的恶性肿瘤已经超过心脑血管疾病，成为城镇居民死亡的首要原因。在我国，每5个因病死亡者中，就有1人是癌症患者。我国古代中医理论专著《黄帝内经》中有"上工不治已病，治未病"的论述，提出了预防胜于治疗的思想。我们一直为大家介绍的312经络锻炼法，就秉承了这一理论，在预防和控制疾病方面发挥着重要而独特的作用。312经络锻炼法在预防和控制癌症方面，又有着怎样的功效呢？

大部分癌症患者往往都会认为，一旦患了癌症，基本上就可以说已经被判定为死刑了。这样想，我觉得是有一点儿事实根据的，即使是身体健康的人，体内也会不断地产生癌细胞，只是被及时杀死了，人才没有患上癌症。

确确实实来讲，甭管是现代的医学还是咱们传统的中医学，谁都不敢说能够把这癌症治好。我们312经络锻炼法也是在研究的过程中不断进行观察。在进行观察的这20年中，我们遇到的癌症患者不下几百人，通过对这几百人的观察，我们感觉到它对癌症也是有效的，有的效果还是很特殊的，是现在西方医学还很难理解的。

● 说到底癌症是因为免疫系统紊乱引起的

这里边先要说一说癌症到底是怎么回事儿。咱们现在有一种观点，一听说某某人得了癌症，我们就会觉得悲观失望。可是我觉得对于癌症，西方医学，也就是现代医学的研究进展很快，他们有个最根本的看法：癌症是由于细胞分化的一种紊乱，它自由发展，不受你身体的控制。任何一种癌细胞在你的身体里边，它都可以自由发展，把你的正常细胞给破坏了，进而引起整个功能的破坏。

所以从癌症的发病情况来讲，我们现在没办法控制它。我觉得，西方医学最近对癌症研究的一个最大的进步是，发现了这个癌细胞。癌症不是由癌细胞分化而来的吗？西方医学现在也认识到了，正常人身上同样有癌细胞。你，我，咱们现在都没有得癌症，可是身体里也在不断产生癌细胞。这个发现很重要，正常人身上就有癌细胞，可是正常人为什么不得癌症？

这个原因最后归到癌症原来是一种免疫功能的缺陷。免疫功能是什么呢？西方医学通过实践证明，免疫功能主要是血液的功能。血液里边有两种专门杀死外来细菌的细胞，这个细胞就叫免疫细胞。其中一个是免疫细胞，还有一个系统的免疫球蛋白，一种是在血液里边的蛋白，一种是在血液里的细胞，这两种系统遇到了癌细胞，遇到了外来的细菌，很快就杀死它们。如果免疫功能正常的话，免疫细胞也好，免疫球蛋白也好，完全能够控制癌细胞的生成，随着癌细胞的不断生成，不断去杀死它，生成一个，就杀死一个。可是癌症患者就不是这样子，他的免疫功能有缺陷，免疫细胞减少了或者功能衰弱了，或者是免疫球蛋白的功能衰弱、减少了。这种情况下，他的免疫功能失掉了，癌细胞就大量繁殖。这个是西方医学近年来的一个重要进步。

• 经络能够控制人体免疫系统

这种进展给癌症的治疗和预防提供了很重要的线索。原来它就是正常的免疫功能，什么东西控制免疫功能呢？按照我们现在的看法，经络是控制免疫功能的。真正的免疫功能，免疫球蛋白也好，免疫细胞也好，它之所以会丧失功能，是因为经络功能有了缺陷。凡是得癌症的这些人，都是缺少运动的人，和那些经常运动的人相

缺少运动的人，和经常运动的人相比更容易患上癌症。

比，更容易得癌症。也就是说白领阶层的人容易得癌症。

为什么运动就能够使免疫功能得到恢复呢？因为运动能使你全身的经络都活跃起来，能够调动你14条经络甚至20条经络。你在运动的时候，肌肉使全身的经络都活跃起来，活跃起来之后，气血畅通，全身的气血畅通。这时候免疫细胞也增加了，免疫功能增强，免疫球蛋白也增加了。所以通过运动，能够提高人的免疫功能。我想，对这个观点，大家都是同意的。现在西方医学也说，你要得了癌症，别忘了活动。我们感觉“312”的“2”能够解决这个。

除了“2”以外，还有腹式呼吸。腹式呼吸能够提高免疫功能，这个是有实验证明的。用针灸针刺足三里，免疫球蛋白就能增加，免疫细胞的功能也能加强。这就是说，足三里能够使经络活跃了。做好了腹式呼吸，也不过是使你的经络活跃，活跃了之后你的免疫功能就提高了。免疫功能提高了，就能够杀死癌细胞，不等它变成癌症站稳，就把它消灭了。

运动为什么能够加强癌症的康复呢？一是体育活动能够提高血液里氧的含量，至少暂时使血液中氧的含量增加，一方面血氧的含量增加，一方面气血的流动加快。血氧的含量增加了，能够杀死癌细胞，所以运动本身就对癌症有治疗作用。另外，在运动的过程

我们至少有十几例癌症患者通过练习“312”使得癌症不再复发。这证明“312”对治疗癌症还是很有效果的。

中，气血流动加快了，癌细胞在原来的位置上待不住了，它被气血冲走了，冲走了以后就到血液里边，被免疫球蛋白或者免疫细胞杀死。一个腹式呼吸，一个体育运动，一个穴位的按摩，都有提高免疫功能的作用，所以“312”应该有预防癌症和治疗癌症的作用。我们现在也有相当数量的癌症患者，也不是少数，参加到我们“312”经络锻炼行列。他们的身体健康水平都会提高，很可能复发率就会下降。

- **“312”抗癌是练习者实践出来的真理**

针对癌症，“312”并不仅仅起到预防的作用。在我的经验里，因为我们也注意这个事情，至少有十几例癌症患者，在通过西方医学的化疗、放疗、手术等效果都不好的时候，怎么办？找我们去了。我们不能不管呀，我就让他们做“312”。至少有这十几例病例能够说明，通过“312”经络锻炼，就能够使已经得过癌症的人癌症不再发生。比如说有的患者得的是胃癌，胃癌转移到肝脏，而且医生看到下一步很危险，西医束手无策了，结果患者找到我们这来，那我就说：“你就试试吧，不妨一试吧。没有坏处，你为什么不试试？”结果他就好了。

还有一个很生动的例子：这个人七十多岁的时候患了淋巴肉

瘤，属于最重的、最厉害的一种癌症。做了化疗以后，全身就瘫痪了。因为淋巴肉瘤没法做手术，只能用化疗。化疗以后这个人就瘫痪了，起不来。做第二次化疗时，医生说，你这个不行，我再给你做化疗，你的癌症没要你的命，我的化疗会要你的命了。所以拒绝给他治疗。

这种情况下，他没有别的办法。但这个人很坚强，他说，我就靠自己吧。这是一个师范大学的教授，当时他的学生就给他建议：你不妨做做气功，做做体育锻炼。你身体好了以后，很可能癌症就能够得到控制。他自己就提出了一个治疗癌症的方案：每天去爬香山，每天做这个下蹲，每天做这个穴位。他说的那个穴位的按摩，我也不知道他怎么做的。5 年后，再到北京医院去看，癌细胞一个也没了，真没有了。这不是我说的，他有病历呀。这个人现在还健在，今年已经 94 岁了。

他后来听说有个“312”，就到我们这了解了解。一了解，他说：“我这个癌症之所以好了，就是“312”呀！我做体育锻炼，我做穴位按摩，我做气功。”他说的气功就是腹式呼吸。他做的这 3 种方法，就是“312”的方法。他当时已经将近 80 岁了，他跟我说了，知道有“312”以后，才知道自己过去这 5 年锻炼的就是“312”。

“312”防癌抗癌这件事，我们还要继续研究，毕竟还没有系统地、有计划地观察几百上千个的病例，没达到统计数目。但是不妨一试，既然有人证明是有效果的。

他还要坚持到底，他自己有这么一个计划，一定要活 120 岁。因为咱们人的天年是 125 岁到 175 岁嘛，他说自己有信心，只要这么锻炼下去一定能到 120 岁。他本来是说只要能活到 100 岁就不错了，知道“312”以后，他就说一定坚持活，现在这个人身体仍挺好。

我觉得，我们还要继续再研究“312”。我们还没有系统地、有计划地观察一个几百例或者上千例的癌症患者，看效果到底怎么样。我们现在统计得还不够，还需要再继续做。我刚才说的都是个例，没有达到一个统计的数目。我现在觉得，这个“312”的工作应该交给老百姓，所以我这么多年推广“312”，目的就是让老百姓知道有这么一个简单的方法，甭管你什么病，你试试。“312”能够治疗癌症的这些病例都是实实在在的，从理论上讲，它能够提高免疫功能，就能够对预防或者控制癌症有效。这个从理论上讲，大家都能接受，那不妨试一试嘛。如果“312”能够治疗癌症，为了预防癌症的发生，大家都来做做“312”，岂不是解决了这个谈癌色变的问题。

- **“312”抗癌三大原因**

为什么 312 经络锻炼法就能治疗癌症呢？主要有以下几点原因：

第一，“312”中的3种经络锻炼法，都能提高体内的免疫细胞和免疫球蛋白的数量和活力，尤其是腹式呼吸和体育锻炼都有大规模提高这两种免疫系统的能力。

第二，“312”能够提高血液和体液的含量。无论是穴位的按摩、腹式呼吸和体育运动，都能有效提高血氧的含量。尤其是慢而深的腹式呼吸，能够加强肺泡与血液的气体交换，使血氧含量提高。众所周知，体育运动更能成倍提高血氧的含量。而血氧的增加对癌细胞有强大的抑制作用，这就是为什么经常进行体育运动的人，发生癌症的机会就少得多的根本原因。

第三，在运动时全身的气血运行速度加快，每天一次或两次的体育运动，加强了心血管功能；同时回心血量增加，血压增高，全身血气的运行突然加速，结果使人体某些部位产生的癌细胞不能占位而被清洗到血液之中，最终被免疫系统所消灭。

经络锻炼法为什么能防癌抗癌，可能还有许多方面，有待于进一步研究。以上“312”的3种作用，增强免疫系统功能，提高血氧的浓度和提高血气的运行，实践证明对人体防治百病、保证健康有益无害。

“痛则不通”，对剧烈的疼痛患者来说，要尽量少用止痛药，可以找到疼痛所属的经络有关穴位，按摩止痛，畅通气血。

- **“312”抗癌宣言**

也正因为如此，我们北京炎黄经络研究中心在 2006 年给全世界人民开出了一张防癌、抗癌的处方：

一、起来！全世界爱好健康的人民！拿起经络和“312”经络锻炼的武器，树立战胜癌症百岁健康的信心，彻底消灭社会上的“恐癌”现象。

二、一旦确诊为癌症，立即运用中西医一切有效消灭肿瘤的手段（手术、放、化疗、中医、药物等）消除癌症根源，同时必须立刻拿起“312”这个最有力武器，提高自己的免疫功能，达到消灭敌人的目的。

三、培养良好心态，不断提高“312”的理论与实践，树立彻底消灭癌症的信心。努力做好 3 个穴位的按摩、腹式呼吸以打通经络、气血畅通，提高人体的精力和免疫力。应当做好体育锻炼，以全面提高气血运行和免疫功能，彻底消灭残存的癌细胞，使之无处存身，防止癌细胞转移，达到彻底消灭癌症的目的。

四、对发生剧烈疼痛的患者，要提高经络意识，即明确“痛则不通”的原则，努力找到疼痛所属的经络有关穴位，尽量少用或不用止痛药，采用穴位按摩办法，使气血畅通减轻和消灭疼痛。

五、对具有并发症，如高血压症、糖尿病、心脏病和关节炎等癌症患者，找到控制相关疾病的自己的“312”，以消除患者非癌症所引起的危害，保证百岁健康。

六、全世界人民要珍惜自己，珍惜健康，一律参加“312”锻炼，保持乐观情绪、合理饮食和健康生活习惯，防患于未然，保证防癌抗癌百岁健康。

北京炎黄经络研究中心
2006 年 8 月 20 日

• “312”疗法要诀

（1）除了针对合谷、内关、足三里的穴位按摩之外，要灵活掌握按摩穴位，可循经找穴，进行“阿是穴”按摩。沿经络的循行路线寻找压痛点进行按摩的时候，可加强按摩力度并延长按摩时间，这样可以有效地缓解疼痛。（阿是穴是指以压痛点或者其他病理反应点作为按摩的穴位，又名不定穴，一般随病而定，没有固定的位置。）

（2）做腹式呼吸时尽量做到意守丹田、心无旁骛，这样效果才比较明显。

（3）加强体育锻炼，这样就能获得更多的氧气供应。

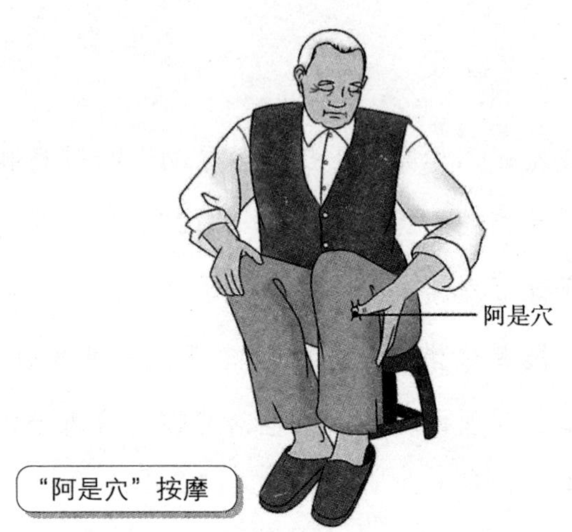

阿是穴是指以压痛点或者其他病理反应作为按摩的穴位，又名不定穴，一般随病而定，没有固定的位置。

科学研究证明，运动时人体吸入的氧气比一般情况要多几倍甚至十几倍，而充足的氧气供应能够防癌、营养体内组织。同时，运动还能够排除体内的致癌物质如亚硝酸、铝、砷等，从而达到净化体液、增强体质、提高免疫力的效果。

健康案例

案例一：吴亚香，女，66 岁"312"让我变了一个人

我从小身体就不好，弱不禁风，人家都叫我林黛玉。三四十岁得了心脏病，1999 年得了糖尿病，2007 年得了青光眼，右眼开了刀。可是祸不单行，2001 年我又因肺癌开刀切除了右肺上叶。经过痛苦的化疗，身体更加弱不禁风了。心脏病还没好，又割下一叶

肺，我真的成了一个缺心少肺的人了。这时好友看到我这样万分痛苦，告诉我练习"312"能让身体好起来。我想那就死马当活马医吧。从2001年开始我就一天不断地练"312"，不到3年，我的心脏病开始好转，心绞痛没有了，后来我就把治心脏病的药全停了。在今年4月20日我刚做的心电图中，心脏完全正常！

我的肺癌也已经过了5年的危险期，但我的糖尿病还没好，餐后血糖老是偏高，最高时到16。我今年初才参加了函授班，在老师的指导下，我一月份开始做下蹲，到三月份血糖就下降到7.2，达到了正常标准。我做"312"做了6年就是没做下蹲，参加学习班后，我才认识到"312"缺一不可。这是我参加"312"函授班的最新收获。

我现在真是因祸得福，做了"312"后和没得癌症时相比，身体反倒好多了，像变了一个人，没人说我像林黛玉了。所以我建议得了癌症的人康复后都练习"312"，这样都能健康活到百岁！

我现在每天都很忙，但紧凑而有规律。我是小区抗癌协会负责人，因为我信仰佛教，爱做善事，经常帮助小区的癌症病人，尤其是为晚期的贫困癌症患者募捐。我还当上了小区176户高层楼住户的楼长。

案例二：张满堂，男

"312"会带给你百岁健康

我很不幸，因为我得了癌症。我也很幸运，因为3年前在我病情出现危机，出现"肝转移"时，遇到了312经络锻炼法。从开始"312"锻炼那天起，我一直坚持每天两次锻炼，现在身体、精神一天比一天好，很多不适现象（如严重失眠、食欲不好、精神不振、头昏、心慌等）基本消失，特别是胃癌手术前后的各种症状都完全无任何反应。

前不久的复查结果是：肝、胆、胰、脾、心、肺、双肾、残胃（已恢复到手术前的4/5）均正常，血液检验45项全部在正常范围，医生说我的病已治愈。我与癌症抗争经历了艰难的历程，我练"312"也体验到了争取健康的乐趣。科学实验告诉我们，每个人体内都会产生前癌细胞，衰老到一定程度时，这些前癌细胞就会发展成为癌细胞。当然，癌症是慢性病，癌细胞肿块的形成大概需要8~10年的时间。这么长的时间为我们提供了足够的时间和机会采取干预措施，就有可能有效地预防恶性肿瘤的产生。

我把自己经历的艰难和乐趣告诉大家，就是想提醒各位朋友：要珍惜生命，珍惜健康。有病要早治疗，无病要早预防。怎么治病？怎么防病？用"312"与癌魔抗争的实践告诉我，"312"锻炼法科学地继承和严谨地发展了我国的传统医学，从人体生命的根本入手，把复杂的知识转变成简单的方法，让我们既能防病又能治病。

我在这里呼吁，千万别等有病或病重了再练"312"，早练早受益。我已经死过一次了，我以自己的亲身经历，严肃而负责任地告诉大家：你和你的家人要想健康，就快走进"312"锻炼的队伍中来，这里会带给你无穷的乐趣，会带给你百岁健康！同时我也呼吁：不仅自己练，还要宣传和动员亲戚朋友一起来练，让更多的人拥有快乐、健康、长寿！

“312”健康问答

问：癌症患者能否用“312”治疗？

答：癌症患者应当根据实际情况，采用现行有效的手术和其他疗法（如放疗和化疗）。癌症本身是由于经络失控所引起，癌症在手术等方法的治疗下，同时运用“312”，肯定会促进人体免疫功能的提高和经络功能的恢复，减少症状，消除疼痛，防止复发，提高治疗的信心，仍然能够实现健康长寿。

问：为什么“312”能防止癌变发生？

答：人体的癌细胞是正常发生的。由于经络的控制和免疫功能的作用，不断产生的癌细胞被消灭，不能占位，因此不能形成癌症。尤其是体育锻炼对防癌有重大作用。

问：什么是阿是穴？

答：阿是穴是指以压痛点或者其他病理反应点作为按摩的穴位，又名不定穴，一般随病而定，没有固定的位置。

高血压的“312”疗法

中医认为，高血压是肝阳上亢、肾气不足而导致的。“312”里面的腹式呼吸，能够很好地缓解高血压症状，这是上千高血压患者证明的，通常一两周就能见效。

● 高血压的“三高三低”

高血压是一种以动脉血压升高为主要表现的疾病，多见于中老年人。有统计数据显示，目前我们高血压患者有1.6亿人，已经成为世界上高血压危害最严重的国家之一。而且近几年来，高血压的患病率一直呈快速增高的势头，每年新增高血压患者六百多万。高血压患病率的增加趋势中，年轻人比老年人更加明显，35岁到44岁人群，高血压患病增长率男性为74%，女性为62%。最值得注意的是，当前高血压普遍存在着“患病率高，死亡率高，残疾率高，知晓率低，治疗率低，控制率低”这“三高三低”的过程。中医认为，高血压与人体肝和肾的阴阳平衡失调有密切的关系。这是为什么呢？运用312经络锻炼法控制和预防高血压的科学原理又是什么呢？

实际上所有的降压药都有毒副作用，长期服用会损害肝脏和肾脏，引起很严重的并发症。

高血压的问题，是咱们老百姓普遍关心的问题。因为高血压发病率在所有的慢性病里面是最高的，所以这个问题迫切需要解决。

- **降压药物都有毒副作用**

高血压看起来好像是一个比较简单的病，不像糖尿病或者一些慢性的肾病那样，看上去是重症的一些病。但是据我了解，很多人患高血压也不是一年两年了，有的有十几年二十几年的历史了，而且有的是需要终身服用降压药的。所以，高血压是很痛苦的一种病症。如果终身服用降压药能够让他达到天年，那也好。实际上所有的降压药都有毒副作用，这种毒副作用不但能够降血压，也能伤害他的肝脏和肾脏，这两个脏腑受了伤，他的并发症是很严重的。

- **中西医对高血压的看法不同**

我们中医对高血压的看法和西医不一样。简单地说，50 年前我在协和的时候，我用西医的办法研究过高血压病。西方医学认为高血压病之所以能够引起高血压，是因为浑身的血管痉挛了，变细了；另外全身的主动脉硬化了，就是有点变质了，所以呢，他的弹力出了问题了，就变细了，弹力出了问题这时候血压就高了。换句话说，西方医学简单地说高血压是全身的心血管病，包括大动脉还

按中医理论来说，高血压的原因不在于血管，而在于经络。也就是肝经过于旺盛，同时肾气过于虚弱，人体阴阳不平衡才导致的。

有小动脉。但是，用经络的理论来解释，却完全不是这么回事。

西医好像觉得是你身体的物质构造本身出了问题。中医也不是说这个血管没有问题，但是其原因不在血管。为什么血管出了问题了？中医说是经络出了问题，经络是什么问题呢？

中医那时候没有讲高血压，因为当时没有量血压的办法。但是它有一系列的症状，比如说脸红啊，头晕啊等，这些外在的表现使中医判断这个病是“肝阳上亢”，或者肝脏的病。“肝阳上亢”是怎么回事？“肝阳上亢”是跟人的情绪和肝经有关系的，所谓肝阳上亢就是肝经过于旺盛了。咱们经常遇到一些高血压的患者，有性格急躁、爱烦恼，什么事情想不开，爱紧张的情况。心情紧张了，心情急躁了，这就是肝经旺盛造成的，这样情况下，血压就上去了。

● 肝阳上亢、肾气虚弱导致高血压

平时很多高血压病人也会说自己上火了，但那种上火不是咱们通常所说的发烧或者嗓子干。他不是这样的，他是通过头晕之类的症状表现出来的，说是“肝阳上亢”的一个表现，“肝阳上亢”是跟他的情绪有密切关系的。高血压病人除了“肝阳上亢”之外，他的肾脏也有问题。凡是这些慢性病，都和肾经有关系。肾气虚弱

我们将近千位高血压病人，通过腹式呼吸锻炼都有好转。

了，肾经的功能也会衰弱。肾经在什么地方？肾经在腹部。也就是说，肝经是在腹部，肾经也是在腹部，所以“肝阳上亢”的同时，肾气虚弱了，阳气太盛，阴气太少，阴阳不平衡了。那么按照中医的这种理论，肝阳上亢怎么治？肾气阴虚怎么治呢？当然要用各种药物来治。可是，我们觉得，运用“312”经络锻炼法是治疗高血压的最好办法。

既然病因是肝经过于旺盛，肾经过于衰弱，那怎么办呢？怎么让肝阳下降、肾阴上升呢？最好的办法就是做腹式呼吸。通过实践我们已经证明，我们将近千位高血压患者通过腹式呼吸的锻炼病情都有了好转。只要做好腹式呼吸，您的血压一定会下来。做了腹式呼吸以后血压就下来了，主要原因就是你做腹式呼吸的时候人全身都要放松。

• 腹式呼吸要心平气和

做腹式呼吸的时候，不要再紧张了，把烦恼或者是心里不痛快的事情都放在一边，心态要平和。心气平和的情况下，您这个胸部不准动，专门用腹部的肌肉运动，这就是咱们说的 3 个要点。心气平和的情况下，你做好腹式呼吸的同时，肝经的功能就自然而然地下降了。而且做腹式呼吸的时候有一个普遍的现象：腹部的肾经得

要想把血压降下来，要在腹式呼吸上下功夫，如果5分钟不行，就需要延长，10分钟甚至20分钟都行。

到锻炼，腹部的肝经也得到锻炼。这样就使肝阳下降了，相反地肾阴上升了。所以一个人要想健康，要想把高血压降下来，你必须认真做好腹式呼吸。而且腹式呼吸不限于5分钟，如果你做5分钟血压下来了，那当然好；如果不行，就需要延长时间，10分钟甚至于20分钟，要在腹式呼吸上认真下功夫。

当然，除了腹式呼吸以外，其他的两个穴位的按摩，还有这个体育锻炼也得做，那是辅助的。除了“312”，我觉得各种环境的条件也要注意，比如说你不要大吃大喝呀，或者是寒冷的时候注意保暖，等等。因为大吃大喝会使你的身体肥胖，经络的活跃程度就会下降；假如环境温度过低的话，那你做这个腹式呼吸的效果也就会差一些。但是，最重要的还是要把这个腹式呼吸做到位。

• 练习“312”一到两周血压就可以下降

一般的高血压病人需要终身服药，我们的目标就是希望能够让他不要总是吃药。通过“312”经络锻炼法，是不是能够达到不再服用降压药的目的？如果不服用降压药的话，需要达到什么样的条件才能够这么做？

我们觉得，服药对高血压并没有好处。如果你不会做腹式呼吸，也不会做经络锻炼的话，那你当然得吃药，要不然你血压老

只要腹式呼吸做到位，完全可以停药，而且停药之后效果会更好。

高，都没法工作。可能一旦你学会了腹式呼吸，你自然而然就会把药逐渐减少，甚至于最后不吃。我们很多的高血压患者，在我们这边的经历都是这样：只要把腹式呼吸做到位，完全可以停药；而且停了药以后，效果只会比不停药时的效果更好。

为什么呢？因为这两个是有矛盾的，一个是药物使他的血压下降，一个是通过经络锻炼使他的血压下降，最根本的问题是药物的作用是暂时的，他有了这个暂时的降压作用以后，经络的锻炼作用就不能充分发挥出来。所以我们主张，如果这个患者敢停药，就不妨先试试把药停下来以后，加强一下腹式呼吸。只要血压不上来，他自然就不吃药了。并不是我们强迫他不吃药，他自然而然就不需要吃药了。他的腹式呼吸做好了，血压下来了，他自然就明白：做好了腹式呼吸血压就下来了，高血压完全可以控制。所以我们觉得如果将来 312 经络锻炼法在全社会能够普及的话，对所有的高血压病人都是有效的。

大家可能还有个比较关心的问题：如果我是高血压患者，我现在的血压比较高，那我现在练习 312 经络锻炼法来降压，我怎么能够证明血压已经降下来了，我可以不服药了？还是要每天去检测他？

我觉得这个从两方面可以判断：一方面你主观的感觉会有变

根据我们的经验，一般的高血压患者“312”做到位，两个礼拜血压就下来了。

化，一般的高血压患者如果血压高了上来，他多半有头疼和头晕的症状；另一方面最客观的办法就是量血压，常量血压自己就会知道锻炼的效果如何。我们有的患者自己在做腹式呼吸以前就专门量量血压，做完了腹式呼吸以后再量量血压，结果发现血压就变了，而且如果这样长期把腹式呼吸做好了以后，你不做腹式呼吸的时候血压也下来了，这样自然而然药物就停了。

根据我们的经验，一般的高血压患者如果认真做“312”，尤其是腹式呼吸做得到位的话，一个礼拜到两个礼拜血压就下来了。

- **“312”疗法要诀**

（1）一定认真进行 3 个穴位的按摩，尤其要重点按摩足三里穴。

认真按摩这 3 个穴位，我们就可以疏通自己的手阳明大肠经、手厥阴心包经和足阳明胃经 3 条经络，通过刺激这 3 条经络就能够疏通我们全身 14 条经络。同时，对于原发性高血压，我们可以通过按揉曲池、太阳、攒竹、率谷、百会及风池穴辅助进行防治。另外也可以把大鱼际放在对侧的桥弓上前臂旋转，进行按摩。但重点仍然是足三里穴。

（2）我们可以加强腹式呼吸，具体就是要延长腹式呼吸的时

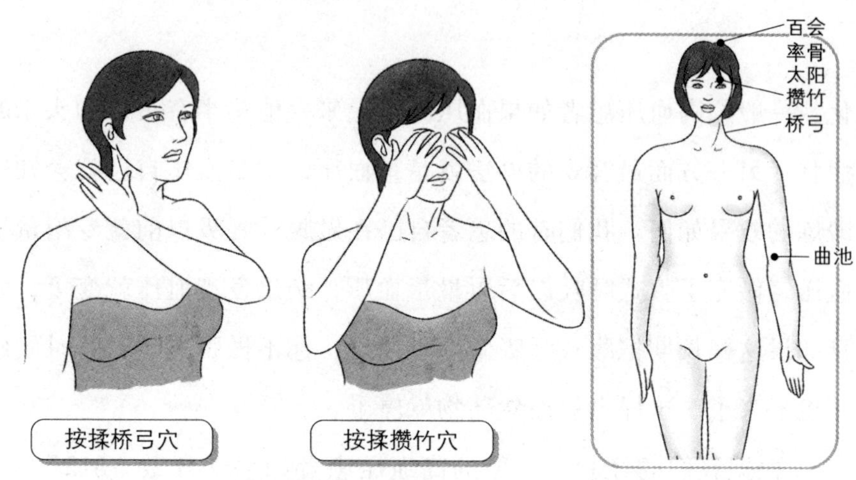

按揉桥弓穴

按揉攒竹穴

间，还有就是增强腹式呼吸的深度。

腹式呼吸能够按摩我们腹部9条经络，这里面的肝肾二经也是经过胸腹部的，加强腹式呼吸的深度和延长锻炼时间，我们就能调节肝肾这两条经脉的阴阳平衡。

这个从现代医学和解剖生理学上也是可以解释的。胸腹腔内的心脏、肺脏、肝脏、脾脏以及肾脏这些器官，里面含有丰富的血管和神经。经常做腹式呼吸对这些器官进行按摩，就能缓解我们血管和神经的紧张程度，进一步提高血管弹性，降低外周阻力，这样血压自然就能够得到控制。

同时，做腹式呼吸的时候我们做到意守丹田、心无旁骛，就可以彻底放松我们的身心。你想想，长期保持这样平和的心态，是不是你的血管痉挛、肾上腺素分泌过量这些问题都减少了，血压它自然就降下来了？

（3）做好两腿下蹲运动。

两腿下蹲能够刺激全身经络的活跃，这样经络的调控功能就得到激发，这个整体的调控作用就可以发挥了。

（4）最后需要注意的就是节食、减肥，还有保温。

健康案例

案例一：周必镭，中学教师

“312”真是一个宝

我患有严重高血压，血压是180/90mmHg，已有三十多年病史。虽然每天吃药维持，但血压总是忽高忽低，整天头昏昏沉沉，中西药都吃遍了也无效果。后来练气功、辟谷、住医院。几十年反复折腾，屡战屡败，屡败屡战，我都不知道血压能不能下去。1999年4月，听说治疗仪能治疗高血压顽症，我买了一台在家每天做，结果还是效果不明显。万般无奈的情况下，2002年12月，我听人介绍了312经络锻炼法，于是买了光盘和书，如获至宝般地一口气读了两遍，并马上付诸行动。我每天做合谷、内关、足三里3个穴位的按摩，加强腹式呼吸，每天做3遍，每次做20分钟左右；早上起床后，做下蹲运动。真是有意锻炼无意成，不到一个月的时间，我的血压恢复了正常，130/75。我现在精力充沛，体力大大增强，一身轻松。“312”真是一个宝！

案例二：张雅文，74 岁，大学教授，学号：2489

“312”给我们创建了和谐幸福的家庭

90 年代，我退休后仍然继续紧张地从事着教学与科研任务。1988 年哈工大给全校教师体检，发现了我的高血压，180/100mmHg。2005 年 9 月份我又患上了双膝骨关节病，走路相当困难，夜间经常疼醒无法入睡。以上是我所患的两大主要疾病。多年来，我求医问药无数，疾病反而日益加重，教学和科研工作都放下了，就连买菜做饭都压在我老伴一个人身上。我的父亲就是高血压脑中风，75 岁就故去了。我想，按遗传学说，我也可能步父亲的后尘，生命到此终止。

正当我由于疾病而苦恼时，2006 年 10 月我的一位按摩医生借给我“312”VCD 光盘，看完第一遍我就被紧紧地吸引住了。特别是祝老师用声学和电学试验均证明了经络的客观存在，说明经络是物质的。我心服口服，连续看了多遍。边看、边学、边做之后，初见成效：血压开始下降，骨关节疼痛症状减轻，不久就可以坚持户外散步。为了进一步学好“312”理论，坚持“312”锻炼，2007 年 1 月 31 日，我来到北池子大街 2 号正式入班。从此边学习资料，边练"312"，徐老师的辅导课为我指出了多处误区。

2007年3月24日，聆听祝教授在千人大会上的誓师动员报告，使我更加信心百倍地坚持"312"锻炼，百岁健康而且要动员亲朋好友都投入"312"运动。现在我的血压一直稳定在130/80mmHg区间，停服降压药，双侧膝关节病基本消除，恢复我从前走路姿势，参加家庭购物（如买菜等），参加社会活动（如参加"312"函授班要换2次车）。我的老伴也得到了解放。"312"给我们创建了一个和谐幸福的家庭。

“312”健康问答

问：312 经络锻炼法是否也要因病种不同而采取不同方法？高血压病患者应当侧重哪些作法？

答：病种不同，“312”锻炼也应当不同。高血压病患者除了按摩合谷、内关、足三里外，认真做好腹式呼吸也很重要。由于高血压的根本原因是经络失控，肝阳上亢、肾气阴虚。加强腹式呼吸的力度、减少频率和延长时间（从 5 分钟到 15 分钟或更多）就有益于控制血压。另外，逐步增强体育锻炼和节食、减肥，也有利于降低血压。

问：降压药和 312 经络锻炼法的区别是什么？

答：现行降压药的作用是扩张小动脉，使血压暂时下降，药物作用过后，血压再度上升。而 312 经络锻炼法是通过经络锻炼，从根本上使肝阳下降，肾阴上升，阴阳平衡，促使血管扩张、功能恢复，所以它是根治之道。

现在冠心病还有一个特点：年轻人也开始得这种病，有的小伙子二十多岁就得这种病了。

冠心病的“312”疗法

通过练习“312”，尤其是按摩合谷穴，能够很好地刺激心包经，从而增强心脏活力，疏通血管，最终治愈冠心病。

● 冠心病已经不仅仅是“老年病”了

心脏，可以说是我们人体的一个总的发动机。它日夜不停地劳作，把血液和氧气输送到全身，保证四肢百骸和五脏六腑正常运行所需要的能量，同时也将二氧化碳等代谢废物排出体外。可以说，心脏在人体中起着一个中枢的作用。我们中国传统文化里面甚至还认为心脏有掌控人思维的能力，所以我们才会说一个人“多心”、“心思重”。

我们现在的社会看似在进步，可是人们身上的压力却越来越大。生活节奏加快，思维活动也比以前更加频繁，相反的，运动锻炼、身体与大地的接触却越发少了。这直接导致的结果是心脏所需要承受的压力比以前大很多。除此之外，由于遗传、退行性变化、不良生活方式等原因，也使心脏的健康受到影响，甚至引发病变。冠心病就是中老年人最常见的心血管疾病之一。

冠心病有随着年龄增长、发病概率增高的特点。研究表明，一般人到了40岁以后，患冠心病的可能性就逐年提高；等到50岁的时候，患病概率就会增加一倍。尤其是男人到了50岁、女人到了60岁之后，冠状动脉硬化速度会显著加快，自然地，心肌梗塞的风险也是越来越大。

现在冠心病还有一个特点：年轻人也开始得这种病，有的小伙子二十多岁就得这种病了。我觉得，除了遗传因素之外，这还是和不好的生活习惯以及过大的工作压力有关系。

● 冠心病就是“水管堵了”，要想办法疏通

冠心病的发病原因主要是冠状动脉壁发生粥样硬化，使冠状动脉管腔狭窄或堵塞，局部循环障碍引起心脏病。我们打个比方：我们人体的血管就像一根水管，血液就是水管中流动的液体。如果这个液体是水，那么它就会畅通无阻，可是其中如果流的是粥样的液体，甚至有胶水状液体的话，很可能就会引起堵塞。一旦堵塞，水管就会有爆裂的危险。血管也一样，一旦某条血管堵塞，血管内的血压升高，血管就会有爆裂的危险。

一般的冠心病都伴有心绞痛、心肌梗塞、心律失常等多种疾病。通常情况下你去看医生，他们大多就是用硝酸、亚硝酸类的一

2500 年前，老祖宗在《黄帝内经》里面就提到过用针刺或者按摩心包经的内关穴来治疗冠心病的例子。

些药物，或者是扩张冠状动脉的其他药物，通过药物刺激来暂时缓解这些症状。事实上，一旦药物作用过后，该怎么样还是怎么样，并没有什么改观。很明显，这就是一种治标不治本的做法。更麻烦的是，这类药物还会导致头晕、面红、心跳等副作用。按照西医的理论，一旦得了这个冠心病，就再也离不开药物了。

• 按揉合谷穴，强壮你的心包经

中医学的理论对冠心病的看法就不一样。中医认为经络失控才导致冠心病发作，尤其是心包经的失控使得心脏气滞血瘀。早在两千五百多年前，老祖宗在《黄帝内经》里面就提到过用针刺或者按摩心包经内关穴来治疗冠心病的例子。内关穴在心包经上面，刺激内关穴，你感到了酸、麻、胀或者有得气的感觉，长期这样就能通过经络来疏通血管、增强心脏的收缩能力，并且增加血液流量、改善心肌供血。这是一个全方位而立体的治疗方法。

我们“312”里面有按摩内关穴这一条，这个方法对缓解甚至治疗冠心病非常有帮助。

在最近的 8 个学习班里面，九百多人中被确诊为冠心病的有 133 人。这些学员在参加为期 5 周的 312 经络锻炼法学习班以后，我做了一个调查，总的有效率达到 98%，其中 48% 的人基本上停

治疗冠心病重点是要按摩“内关穴”，需要延长按摩时间，加大按摩力度。

止用药了。从这一点我们可以知道，“312”对治疗冠心病还是比较有效果的。

- **“312”疗法要诀**

（1）首先是要加强腹式呼吸的锻炼。

腹式呼吸能够使我们的情绪稳定心态平和，这样交感神经也就不会那么兴奋，收缩血管物质的分泌也就会减少了。腹式呼吸能够有效改善我们的冠状动脉血液供应和侧支循环。

（2）重点按摩内关穴，延长时间并增加力度。

按摩内关穴能够刺激心包经，加强按摩就可以直接改善我们心脏的供血功能。有的患者按摩内关穴可能不敏感，这样你可以循着这条经脉向上找敏感点，像曲泽穴等，总会有一个痛点。此外，按摩胸部的膻中穴、巨阙穴还有背部的命门穴、心俞、肺俞、肾俞等穴位，都有利于冠心病的康复。

（3）加强蹲、起的练习。

在蹲、起练习这一过程中，我们的下肢肌肉得到收缩与舒张，这样就有利于血液的回流，使回心血量增加，就能改善心肌缺血缺氧的状况。

如果有他人帮助按摩，也可以采用以下方法：

（1）患者仰卧位，操作者用分推法于胸腹部操作，反复5～7次，然后用掌根按揉膻中穴、鸠尾穴、巨阙穴各2分钟。

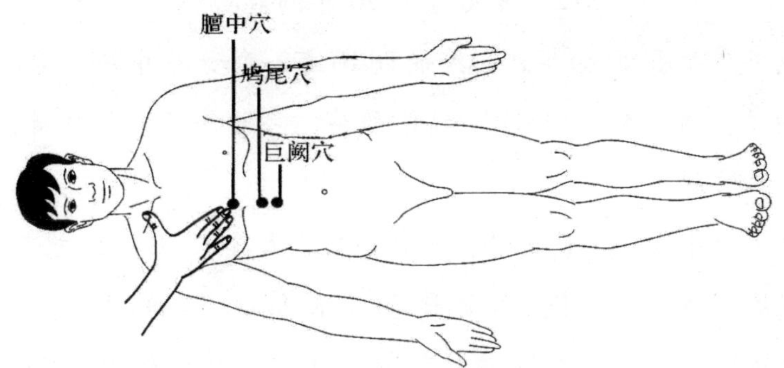

（2）患者俯卧位，操作者用双掌叠按压脊柱，自上而下2遍。重点按揉心俞、肺俞、肾俞、命门，每个穴位1分钟。

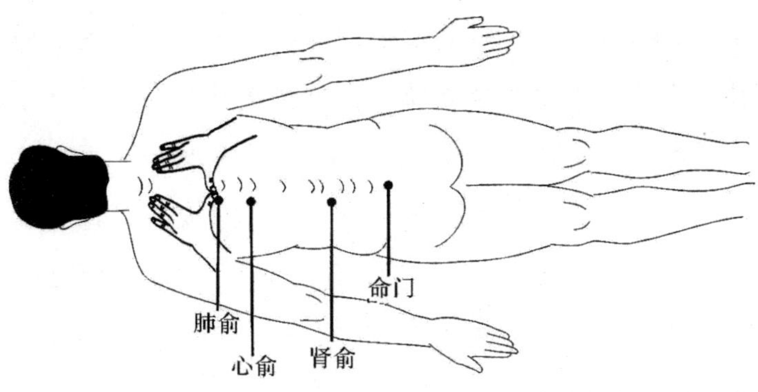

健康案例

案例一：孙女士，75 岁，学号：3315

“312” 治好了我 20 年的冠心病

我患高血压 20 余年，心绞痛近 10 年，每天吃中药（冠心苏合丸）两次。通过参加“312”经络锻炼，我的病情得到缓解，精神上有很大改观。

我于今年 2 月 2 日购书，开始锻炼，2 月 15 日心脏就有缓解。主要锻炼“内关”心包经，2 月 20 日以后就不吃药了，心绞痛消失。坚持锻炼至今，血压由以前每天吃两次药时的 160/90mmHg，到现在每天吃一片复方降压片，血压 140/80mmHg。

刚开始对照书（《312 经络锻炼法》）自学练习，担心练习不准确，于 4 月 14 日参加 26 期学习班，体会更深，收获更加明显。首先，我精力充沛，干家务活有劲了，有精气神了，不发怵了。我每天做饭，收拾房间卫生，还要照顾 80 多岁的老伴一同锻炼，他的精神也很好。我不仅自己练，还带动家人、子女一起练，我儿子的颈椎病也有所缓解。我沈阳的亲戚（3 位）程度不同地患有糖尿病、呼吸道疾病。今年“五一”期间，我购买了三套《312 经络锻炼法》丛书及光盘作为节日礼物，给远在沈阳的亲戚邮去。他们很高兴，认为身体复原，健康有盼了。

在此，我也感谢北京炎黄经络研究中心的全体同志。

案例二：陈云文，女，64 岁，学号：2696

学会“312”，拥有健康的身体

7 年前我患冠心病，室性早搏，经北京积水潭医院诊断、抢救、监护脱险。以后每天大把服药，把胃吃坏了。一次偶然的机会电波中传来祝教授讲的312 经络锻炼法，我有幸参加了21 期“312”经络学习班。通过学习，我明白了人体有经络，经络是科学的，能防治百病以及“312”的具体操作法，自我如何防治疾病。我坚信并坚持“312”经络锻炼，每日除常规锻炼法外，我还有自己的“312”，如：延长按摩内关的时间达20 分钟，每日3 次；延长腹式呼吸时间，长达20～30 分钟；晨练中增加下蹲10～30 次，并注意保温、节食和减肥。

就这样锻炼2 周后，室性早搏由10 次/分减到4～5 次/分，后背酸痛减轻。5 周后，“室早”没有了，后背疼痛消失，精神好、腿有劲，一口气可上到3 楼。7 月 4 日心电图由原来不正常变为“无 ST 波倒置”，并且血流变亦转为正常，口服药从6 种减到1 种，我想过2～3 个月就能完全停药。这些疗效的取得要感谢“312”经络锻炼和“312”的发明人祝教授。

今后，我不但要坚持“312”达到百岁健康，而且还要宣传推广，让全市1300 万人都学会“312”，拥有健康的身体！

“312”健康问答

问：冠心病患者应当如何运用“312”？

答：冠心病患者在心绞痛发作时应加强心包经（内关穴）的按摩，直到完全控制为止，这就不限于每次按摩 2 分钟。就是在没有发作时也要经常按摩内关穴。如果内关穴不敏感，就要循经向上找敏感点（如曲泽穴）。当然为根本控制心脏病，意守丹田、腹式呼吸和逐渐增强体育锻炼以及减肥也很重要。

问：对冠状动脉阻塞和心肌梗塞，能否用“312”治疗？

答：对冠状动脉阻塞、心脏已经梗死的细胞，“312”未见得能够根本解决。但是“312”促使有关经脉（尤其是心包经）气血畅通，侧支循环的建立和心脏功能的提高，其结果可以大大减轻症状。找到自己的“312”坚持下去，仍然可以达到百岁健康。

问：为什么“312”能防止心肌梗塞的发生？

答：人体血液循环系统中，不断有血栓形成。由于经络有调控作用，使血液中溶解血栓功能发挥，血栓即被消灭。平时人们进行“312”锻炼，尤其是体育锻炼，有促进气血畅通，防止血栓在冠状动脉的阻塞，因此可以预防心梗。

糖尿病的“312”疗法

“312”里面的腹式呼吸，对治疗糖尿病尤其有用，它能够活跃人体腹部的肌肉。经过多年练习者的实践检验，只要练习得当，通常3到4周就可以看到效果。

• 糖尿病不可怕，可怕的是并发症

我们知道糖尿病是一种常见的慢性病。随着人们生活水平的提高，人口老龄化以及肥胖率的增加，糖尿病的发病率也在逐年上升。据统计，至2014年糖尿病在我国的发病率已达10%以上，已确诊的糖尿病患者高达九千多万之上，这个数字还在以每年100万的速度递增。

听了这个统计数据，你也不要过分紧张。其实糖尿病本身并不可怕，可怕的是并发症。由于人们对糖尿病缺乏了解，认识不足，往往会等到出现并发症才去就诊，延误了治疗的最佳时机。

现在医学界对糖尿病的研究还在不断深入，治疗糖尿病也在不断进步。这其中，中医的方法逐渐被越来越多的人们所认可和接受。我们一直在为大家介绍疾病与经络的关系，那么中医的经络学说是如何来认识糖尿病的发病机制呢?

我们知道糖尿病现在也是一个世界性的医学难题，所造成的影响，尤其是一些并发症对人们的健康损害非常大。根据医学研究，糖尿病发病的原因主要是人体的一些代谢功能发生了问题，这是一个常规性的理论。如果 312 经络锻炼法对糖尿病有一定作用的话，主要起到什么作用呢?

- **“代谢病”就是不知道原因的病**

前面说了糖尿病是一个代谢病，我觉得不管是中医还是西医都会接受这个观点，糖尿病确确实实是一个代谢病。平常人的血糖没那么高，现在血糖高了，为什么高了？就是代谢出了问题。

糖尿病使血糖变成糖源或者其他位置能量的能力削弱了，所以他是一个代谢病，再具体地说是胰岛素的问题。西方医学认为是胰岛素来控制血糖，胰岛素功能出了问题，所以血糖代谢就出了问题了。在西方医学理论来讲，这个病是不稳定的，可能得要终身服药，严重的甚至于还得打针，注射胰岛素。

所谓代谢病就是不知原因的病。西方医学的结论是糖尿病是一种不治之症，也就是不知道什么原因的病。为什么出现这种代谢病却没有回答，也说了可能是饮食或者是体育运动少等原因，但是没

糖尿病是因为脾经和胃经衰弱失掉正确的气血运行，而引起的胰岛素变异。

有说出来一个总的、根本性的理论。

所以他们现在基本的一些办法，就是发明了各种降糖的药。既然是一种代谢病，我给你用各种的药物使你的细胞、肝脏细胞的功能发生改变，强迫你的血糖变成不是血糖，变成蛋白或者糖原等，影响和干预了代谢功能。用药物来干预是有效，发明的各种降糖药也都是有效的；但和高血压的降压药是一样的道理，药性过去以后，第二天血糖又高了。

在中医来看，我们研究的这个中医的经络理论，就完全能够解释糖尿病的原因。用中医的经络理论来解释糖尿病的原因，可以很明确地说还是经络的病，为什么用“312”就能治好？因为“312”就是锻炼经络的办法。

● 糖尿病病在脾经和胃经上面

按照我们的看法，管糖尿病的主要是脾经和胃经，他们都在腹部。这两条经络衰弱以后，失掉他正确的气血运行，这个时候胰岛素就发生异变。脾经是所谓“主运化”，什么叫作“运化”？运化就是代谢，就是脾经能够调控你全身的物质代谢和能量代谢。那么如果在中医的理论上讲，脾经失掉了控制以后怎么办？腹式呼吸正好能够加强你脾经的功能。

体育锻炼有助于把血液里的糖变成肌肉里的糖原，所以除了做好腹式呼吸，糖尿病患者还要注意下蹲的体育锻炼。

腹式呼吸中说了腹部有脾经，还有胃经，这两条经脉一个是和消化有关系，一个是和代谢有密切的关系，腹式呼吸在腹部肌肉运动的时候，这两条经络都能得到充分的锻炼。特别是脾经得到了充分的锻炼，脾经恢复功能以后能够影响胰岛素的分泌，也能够影响胰岛素的功能，胰岛素的分泌功能正常了，自然而然能够使高水平的血糖转变到细胞里面去，变成糖原，也就是把血糖转化了。脾经的运化作用发挥出来了，胰岛素的功能也发挥出来了，这个时候血糖就自然下降了。

胃经主要是管消化的，在糖尿病的过程中也有一个消化的问题，一个消化，一个代谢，这两条经络恢复正常后，就有利于血糖的下降。除了腹式呼吸以外，要想把糖尿病治好，还要做好下蹲，这个“2”也很重要。

“2”是怎么回事，为什么重要？“2”是肌肉的锻炼，就是体育运动。通过体育运动要锻炼全身的经络，而且肌肉本身也要得到锻炼，全身的经络和肌肉得到锻炼，有助于把血液里的糖变成肌肉里的糖原。所以你除了做好腹式呼吸以外，还要注意下蹲的体育锻炼。

体育锻炼也是经络的锻炼，这种经络的锻炼最后达到的目的是让血糖下降。所以，体育锻炼和腹式呼吸都是不可以少的，适当地

需要注射胰岛素的一型糖尿病人，腹式呼吸要做得更多些效果才好。

配合好了以后，我们就会发现糖尿病也不是完全不可以控制。当然，有药物也是可以的。除了腹式呼吸体育锻炼以外，其他的穴位按摩，比如说按摩足三里、按摩胃经也有效，按摩内关穴、按摩合谷穴都能够打通身上的气血，也都有助于糖尿病的缓解。

在糖尿病的治疗上，要使您腹部的9条经络，特别是脾经和胃经得到充分的锻炼，就要腹式呼吸。同时“2”要使全身的肌肉得到运动和锻炼，还要使全身的经络得到锻炼，这样有助于彻底克服糖尿病的危害。

• 为什么糖尿病分一、二型，“312”不分

让我们来看的话，西医把糖尿病分成一型、二型，也就是需要不需要胰岛素的问题。我上面说了，312经络锻炼法所影响的是经络，特别是脾经在这里面起决定性的作用。脾经活跃了以后，也能够影响胰岛素的生成。原来实际上是胰岛素的生成发生了障碍，它也能够影响生成了的胰岛素的功能，让它正常化。所以不管是一型也好，二型也好，让我们来看都是有效的。

但是这两种类型的糖尿病做“312”的时候应该有所不同，不同之处是：要注射胰岛素的那种一型病人，恐怕腹式呼吸做得要更要多一些，主要体现在量上；如果是二型的话，不依赖胰岛素，效

如果认真练习，糖尿病患者通常三四个礼拜就会有效。

果可能就更容易控制一点，时间可能会短一点。一般来讲，如果认真练到位的话，控制糖尿病症状应该在三四个礼拜见效。

比如说我们有一个很典型的、给我印象很深的一个病例。他是怀柔的一个农民，在 1998 年得了糖尿病，他用了各种办法来治疗，什么处方啊、偏方啊、西药啊全都用遍了，还是治不好。后来他在广播里听说了有一个“312”，一开始他还不相信，这个东西不打针也不吃药，就是做做按摩、做做腹式呼吸就能把糖尿病治好?!因为病得很重，到后来不但糖尿病很重，精神也萎靡了，也没有劲了，浑身无力，东西也不想吃了，睡也睡不好觉。他说，那我试试吧，既然现在我用的方法都不行。

结果他就到了我们这个学习班上。我们那时候还是有面授班的，现在都改成函授班了，就是不见面的。他从怀柔到市里来，每个礼拜我们给他讲一次课。刚开始的时候，他总是不相信这个方法到底管事不管事。没有做“312”以前，他让当地的医生给他测了测血糖，我印象很深，反正开始测的时候总是不正常，八点几。

他说：“那我就练练吧。您既然说人身上有经络，锻炼了经络就能够控制糖尿病，那我也试试。”他确确实实做了腹式呼吸，也做了下蹲的这个动作。一个礼拜之后，他自己也不知道效果到底怎么样，因为糖尿病一般主观上感觉不出来。他就说“那我再测测吧”，结果到医院一测是5.6，下来了。他说这个可能还真管事，但到底是不是这个“312”的作用啊？也许我这还吃着药呢。

他说，要不然我把药停一停。他这个人是很客观的，既然下来了，我干嘛还吃药啊？他还不知道停了以后效果怎么样，结果到医院一查，变成4.0了。他说了这个事情，医生也感觉到纳闷，医生怀疑他是不是把药吃多了。他心里明白，说自己并没有吃多药，不但没吃多还把药停了。这时，他才相信“312”。

他确确实实一直这么做下来了，他就是加强了腹式呼吸，加强了体育锻炼。人家腹式呼吸做5分钟，他做10分钟，20分钟，甚至最后做到半个小时。把药物全停之后，做体育运动他就尽量做，人家做几十个，他做100个。他年纪不大，50多岁，体力还可以，越做越好。

他说自己有3个变化：第一个变化是睡好觉了，原来糖尿病患者做好了腹式呼吸不但血压和血糖能够下来，觉还能睡好，这是一个最大的变化；第二个变化就是血糖的正常，这当然是主要的；第三是他的精力恢复了。他说：“我现在完全能够骑车了。我上哪儿也好，我完全可以正常地工作了。我也不像过去那个时候老爱困，看着什么都发火，看着别扭，现在情绪也好了。”

一般医生给糖尿病患者在生活方式方面的建议，就是控制饮食

练习“312”把糖尿病血糖控制之后，根本不需要控制饮食，只需要坚持练习“312”，加强体育锻炼即可。

和加强锻炼。拿刚才这个病例来说，他根本不控制饮食，过去他不敢吃西瓜，不敢吃水果，现在他什么都能吃了。如果糖尿病真要是好了，就不存在控制饮食的问题了，当然体育锻炼还是要做的。因为体育锻炼是“312”的一个主要方面，特别是对糖尿病会影响肌肉和糖原的生成，还有全身经络的畅通。

- **“312”疗法要诀**

（1）着重做好腹式呼吸。

适当的腹式呼吸，能够有效地增强脾胃经脉气血的运行。腹式呼吸的时间可以每次做到 10～15 分钟，这样每天做个三四次就可以；同时还要注意放慢呼吸的频率，每分钟三四次最好。腹式呼吸不仅可以激发脾经和胃经的调控作用，对胰脏等器官进行按摩，还可改善胰脏的功能。

（2）配合适宜的体育运动。

像郊游、爬山这种户外有氧活动，可以从身体和心理两方面来调节我们的状态。通过体育运动，能够锻炼我们全身 20 多条经脉，这时候不仅仅是脾经、胃经活跃起来了，全身经络的活跃还能使肌肉提高对胰岛素的利用，从而降低血糖的水平，消灭尿糖。

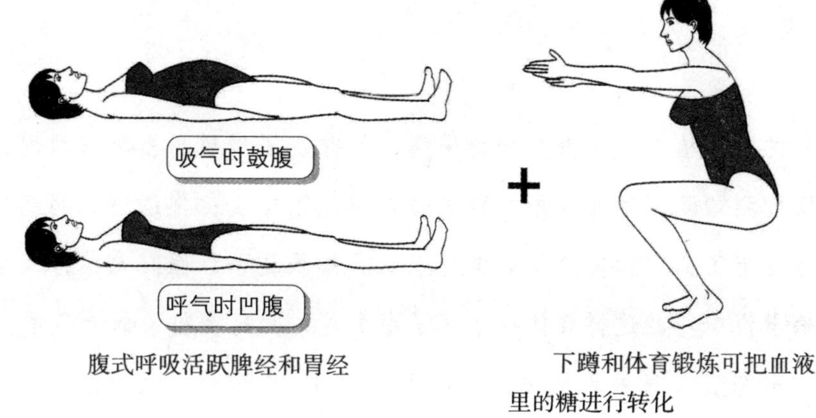

腹式呼吸活跃脾经和胃经

下蹲和体育锻炼可把血液里的糖进行转化

腹式呼吸和体育锻炼战胜糖尿病

健康案例

案例一：邓才生，男，71岁

“312”能有效控制糖尿病

我今年71岁，早在1994年就经医院检查，患有高血压病，从此天天服降压药。随着年龄的增长，骨质增生、腰椎盘突出、前列腺炎等疾病我都患上了。

去年6月份，我突然右脚大脚趾肿痛，开始我以为是无名肿痛，就请赤脚医生开了一刀，将毒汁挤掉，然后打了消炎针，服了消炎药。可是没过几天，身体感到极不舒服，又是口渴，又是尿频，舌苔上还有一层厚厚的白色东西。我以为是重感冒，就到药店买了些感冒丸，吃了后无效又改服中药，吃了两副后仍然无效。我到人民医院检查，经查实是糖尿病，且并发了痛风。当时医师用血糖仪检测却测不到血糖指标到底是多少，医生说：你的糖尿病起码已经几年了，不知你是怎么挺过来的。如果还不到医院来治疗，后果不堪设想。就这样我住院治疗了半个月，医药费花了七千多元。

出院后，我每天早晚打胰岛素（早上 28 毫升，饭后两个小时 18 毫升），每天早晨在河堤上散步。去年十月中旬，我在河堤散步时碰见原县人大李道春副主任，他问及我的身体情况，我就把上述情况告诉了他。他说："我介绍你做'312'经络锻炼，'312'可以有病治病，无病防病。"开始我做"312"做不到位，就到李主任家请教，李主任又几次上门到我家手把手传授操作方法。11 月份，我又参加了县老年科协举办的"312"培训班。通过几个月的经络锻炼，加上我做的一些辅助锻炼，如散步、爬楼梯等，今年四月中旬经检查，我的高血压、糖尿病均得到了有效控制，血压 120/80mmHg，血糖空腹 5.4 ~ 5.7m mol/l，饭后 6.1 ~ 6.6m mol/l。现在我不用吃降压药，也不用打胰岛素，身体完全恢复到正常状态。

在此我感谢县老年科协给我介绍的 312 经络锻炼法，使我有效地控制了高血压病和糖尿病。我也深深地感到 312 经络锻炼法，它对人的身心健康确实是大有好处。

案例二：秦铁栓，男，69岁

退休教师，把翟城建成百岁健康村

2005年5月底，我得了糖尿病，当时口干口渴得厉害，老想喝水，尿也特别多，浑身一点力气都没有，身体急速消瘦。不到一个月，我的体重从180斤减到了150斤。到东亭医院一查，血糖13.8，尿糖两个加号，说是2型糖尿病。医生说糖尿病人得终生吃药，我一听要吃一辈子药心里很害怕，就每天吃3次药。

这时北京的“312”进了村。“312”能不能控制糖尿病我心里没底，就试试看吧！因为自己有病，也想好得快点，所以我做得很认真很到位。半个月后，我感觉自己的症状基本消失了，测试一下血糖是6.9，我心里很高兴。从第2个月起，药量由每天3次减到2次，感觉也很好，浑身也有劲了，体重也增加了。

我侧重“312”的“1”，也就是腹式呼吸的锻炼，每天做3次，每次20~30分钟。第3个月用药从每天两次减到一次，查血糖是6.3。我感觉很好，什么症状都没有了，跟正常人一样，到9月份我就不吃药了。12月测血糖为5.9，我对“312”锻炼更有信心了。2006年3月22号又测血糖为5.9，完全正常了，我的糖尿病真的好了！到现在将近两年了，我一粒药也没有吃过。我的肩周炎也不知不觉好了。

“312”不但治好了我，也治好了村里许多人的糖尿病。像赵爱如、米彦芬，她们都是严重的糖尿病患者，血糖到过16～19.2，都精力衰退不堪重负，给家庭工作和生活造成了困难。她们经过“312”锻炼都恢复了正常的血糖和体力、精力，重新建立了和谐健康的家庭。

因为“312”救了我，我被选为“312”小组长，这次又参加了祝教授的环球健康列车大会，才知道“312”这个宝外国人都来学。我回去一定动员全村人人锻炼“312”，把翟城建成百岁健康村。

"312"健康问答

问：糖尿病患者对"312"应当着重哪些做法？

答：糖尿病患者除了节食外，还应加强腹式呼吸和体育锻炼，当然3个穴位按摩也要配合起来。只有这样，才能真正调动全身的机能来抵御糖尿病的侵袭。

问：腹式呼吸时胸部不能控制不动怎么办？

答：首先不要紧张，通过不断练习，自然成功；其次，在吸气时有意地鼓起腹部，呼气时有意地收缩腹肌，还可以用把双手放在腹部等方法帮助收缩，日久天长，胸腔就不会起伏。

胃病的“312”疗法

312 经络锻炼法里面的足三里按摩，能够直接刺激胃经，从而起到修复溃疡面、改善肠胃功能的作用。同时，腹式呼吸也能够很好地调节胃部功能。

● 胃病虽有不同，都是经络不强健导致的

所谓胃病，实际上是许多胃部疾病的统称，因为他们有相似的症状，比如疼痛、饭后饱胀、反酸、恶心呕吐等。据卫生部门统计，我国 13 亿人口中，肠胃病患者就有 1.2 亿，居世界首位，其中中老年人占 70% 以上。

有关胃病的问题，按照中医经络的理论来看，胃病同样和经络有关系。所以按照咱们中医经络的理论来说，胃病也是一种经络病。

可能一些普通人对这个也有一些自己的不同意见，就是说我们看到的，我们通常所说的这个胃病，包括慢性胃炎、胃溃疡还有一些别的，反正有各种不同的症状，这些不同的问题难道都是因为经络引起的吗？

让我们看，应该是吧。可以这么说，尽管不同的胃病表现不一样，原因也不完全一样，可是在我们看来，他的经络很强壮，也就

只有做全“312”这3种锻炼方法，才能使全身的经络都活跃起来，3种方法缺一不可。

是气血非常畅通的话，特别是影响胃这个脏器的经络非常强壮的话，比如说像胃经、脾经很强壮的话，不管是什么原因引起的胃病都可以得到缓解或者是可以预防的，也是可以治疗的。假如他已经得了胃病的话，你使影响他的胃脏的经络活跃起来的话，胃病就应该得到了治疗。

● 经络活跃了，胃部就阴阳调和了

咱们一上来就说了，我们为什么提出来了312经络锻炼法，为什么又说“312”这3种锻炼方法缺一不可呢？原因就是通过这3种办法，才能使全身的经络都活跃起来。活跃起来以后，对什么样的疾病都有预防和治疗的作用，胃这个脏器也不例外。也就是说，如果胃经还有脾经的功能得到康复的话，或者他的功能要是加强的话，就能够治疗胃病。

前面我们也提到了，这个胃病其实包罗万象，有各种不同的症状，这些不同的症状用312经络锻炼法来进行锻炼和治疗都是有效的。有人说这个人是因为胃热得的胃病，得的胃炎。有的人说呢，另外一个病人可能是因为他的体质是胃寒，他容易受凉。总而言之，热也好，凉也好，都能够引起来胃的不适，胃疼，也就是炎症。

也不是说每种胃病采取的方法都必须得一模一样。我们没有

凡在胃部不舒服、消化不好的时候按摩足三里，同时做好腹式呼吸，都会有很好的效果。

研究得那么细，但我们觉得，不管你是什么样类型的胃疼、什么样的胃病，是胃炎也好，胃溃疡也好，只要是加强了经络的锻炼，都有控制的作用，都有改善他的症状的作用。至于为什么不同的病用同样的方法都能够得到治疗，我觉得这里边就是因为经络，它是一个总调度。经络治病跟西医讲的用一种药物来治一种病完全不一样，因为经络能够调节。所谓“行血气，营阴阳”，不管你是热了也好，冷了也好，无非是一个阴多了，一个阳多了。可是要让经络活跃了以后，阳多了，它能够降下来，阴多了以后，它能够上去，让阴阳总能达到平衡，这就是经络该起的作用。这和我们现在用药治疗胃病的方法完全不同。

现在我们的两万多学员里边，有胃病的人至少有几百个。我们觉得，假如他认真地做了“312”的话，都是有效的，而且如果他在做“312”的时候，重点突出地注意了“312”的哪几个方面的话，他的效果能做得更完善。

如果让我来看，所有的胃病患者，甭管是溃疡病也好，胃炎也好，热性的胃疼也好，冷性的胃疼也好，你只要是经常做足三里穴位的按摩，同时注意腹式呼吸，凡是在胃不舒服的时候，甚至于消化不好的时候，吃完了饭觉得有点胃胀气的时候，你就做做腹式呼吸，全都有效。

- **重点要按摩足三里**

按摩足三里，前面也提到过可以调节肠胃的功能。胃经的功能加强了以后，就能控制胃脏的活动，使胃脏的分泌、蠕动都能加强，有些炎症也都能够控制。

"312"中的穴位按摩当中，我们提了有合谷、内关、足三里这么3个，但是具体到胃病的话，除了按摩足三里以外，我们不排除任何其他的辅助疗法。除了"312"以外，你做做按摩，做做背部这几个俞穴的按摩，如肝俞、脾俞、胃俞，肯定都有好处。但是从我们这个"312"的角度来讲，做也好，不做也好，只要你做好了足三里穴位的按摩，还有这个腹式呼吸的话，胃病一般都能得到控制。但是说你在做这个腹式呼吸和足三里的过程中，又增加了胃俞、脾俞或者肝俞的按摩，就只有好处没有坏处。

我们说这个"312"有一个特点，就是靠自己就能解决，并没有排除任何其他的中医的或者是西医的办法，我们没有这个意思。但是，我要教给大家自己去解决胃病的办法，用"312"就能解决。

所谓胃病，这个"312"中的腹式呼吸对他有强烈的治疗作用，原因还是脾经跟胃经这两条经络，在你做腹式呼吸的时候，它得到充分的锻炼。除了这个经络的作用，你在做腹式呼吸的时候，你也按摩足三里穴，可收到止痛、改善肠胃功能，促进溃疡面修复的作用。

在运动你的内脏，五脏六腑都得到了运动。

这种按摩是不是也有作用，我们也不排除。比方说在做腹式呼吸的时候，咱们西医讲，在腹式呼吸的时候，加强淋巴的循环，这也不错。我们并没有说做腹式呼吸和淋巴的循环没有关系，我们只是说，在做腹式呼吸的时候，主要的作用是锻炼腹部的 9 条经络，其他的作用不见得没有发生。所以要做腹式呼吸，主要还是要说这两条经络：一条胃经，一条脾经，让它们得到充分的锻炼以后，就能够使胃的功能恢复正常。胃的功能正常了以后，它的分泌功能也好，它的代谢功能也好，它都正常化了，自然地，溃疡消失了，炎症也消失了。

• 练习“312”并不排斥饮食疗法

大家也知道胃病患者在饮食方面，在生活起居各方面，还是非常需要注意调理。我们在没有运用中医的这种方式来去治疗的时候，强调胃需要去养，那么我们在用 312 经络锻炼法来对胃病进行治疗和保健的时候，也需要强调胃病的调养。

我们说用 312 经络锻炼法，并不排除饮食疗法。一般对于胃病的效果，很明显的是饮食疗法，需要你注意自己是属于哪一种性质的胃病，你要注意哪一些饮食，多吃什么少吃什么。

按照胃病的性质，平时我们需要多注意的一些饮食禁忌呀，及身体各方面的规律。这在“312”锻炼的时候都可以说是并行的，没有什么冲突和矛盾。

- **“312”疗法要诀**

（1）重点按摩足三里，可收到止痛、改善胃肠功能、促进溃疡面修复的效果。

另外，我们还可以对腹部辅以按摩，比如用双手自上而下来回摩擦两侧肋部，直到发热为止，这样也能够刺激胃经。同时，我们背部还有胃俞穴，除了胃俞穴，还有肝俞穴、脾俞穴等，这些穴位也可以时常按揉，都可以起到缓解胃病的作用。另外，足三里穴位如果按摩没有什么效果的话，还可以循经找一找梁丘穴。

（2）做好腹式呼吸和体育运动，这样都有利于刺激全身经络的调节作用。

健康案例

案例一：马志云，女，60岁，学号：1783

“312”治好了我20年的老胃病

我得胃病已有二十多年了，经常胃痛，不敢吃冷的、硬的东西，吃几块苹果要用开水泡了再吃，厉害时不敢进食，一年四季离不开多种胃药。由于长期胃病，出现营养不良，身体虚弱。

一年前买了《312 经络锻炼法》一书，从此，我按书上的介绍进行经络锻炼。今年 3 月份我参加了第 15 期 312 经络锻炼法学习班，对人体的经络有了进一步的了解，增强了我每天做经络锻炼的决心。每当我按压合谷、内关、足三里 3 个穴位以及腹式呼吸时，就感觉到咕咕作响，肠胃在蠕动，并有气排出，同时感到胃里很舒服。现在我还加强体育锻炼，如爬香山，到公园散步和慢跑，一走就是两个多小时，我都不觉得累。现在我吃得饱，睡得香，能吃各种室温下的水果，已经几个月不吃药了。我的体质增强了，精神愉快了，生活质量也提高了。

“312”经络锻炼使我的身体康复了。它确实具有“行血气、营阴阳”和“决死生、处百病”的作用。

案例二：徐润武，男，64 岁，学号：1170

做了“312”，胃下垂好了

我的体型较瘦，1994 年在和平里医院被诊断为胃下垂，主要症状：食欲不振，食后腹胀，服流质稍过量即有胃下坠感，另外还有神经官能症，经常失眠。

我参加学习班后主要收获有两个：一个是认识提高了，明确了经络在控制全身和医疗保健方面的决定作用；另一个是在锻炼中结合自己的生活和身体情况，摸索出什么是自己的“312”。主要就是每天晨练加大力度：起床前先按摩3个穴位约半小时，再做腹式呼吸10分钟以上。起床后做回春操，不但要到位，而且注意强度，特别是下蹲（一般40次）、托腹、大缓冲（各在200次以上）。午饭后再按摩3次达到得气的程度。晚上睡前再做下蹲、托腹、大缓冲。躺入被窝后做腹式呼吸10分钟以上，每天坚持，已有很好疗效。

首先是睡得好，失眠现象消失了。食欲好、进食量增加，多食流质也不觉胃下坠了。精神特别好，体力也增强了。我住在10层，一般都不乘电梯，不仅腿上有劲，而且也不大喘。其次是每天家务劳动和阅读书报的效率提高了，再不感到头痛头晕了。我最重要的体会是认识要不断提高，才能坚持，才能更好地找到自己的“312”，效果才能不断提高。

"312"健康问答

问：为什么现代人容易得胃病，该如何积极防治？

答：现代人得胃病的原因主要有两个：第一是工作压力大，饮食不规律；第二是饮食习惯不好，生冷食品吃得太多。要想防治胃病，除了要改变自己不好的饮食习惯、做到定时定量进餐之外，还要经常进行"312"经络锻炼，只有保持经络的通畅，消化系统才能真正工作，才不会轻易得胃病。

问：是不是人人都应有自己的"腹式呼吸"？

答：一般人每天2次，每次5分钟。但要因人、因病而异。如有些顽固性高血压患者就要加大力度，延长时间（如15～20分钟），增加次数（3～4次/日），减少呼吸频率（从4～6次/分减到2～3次/分）等。总之，要以有效为根据。

问：足三里穴如果不敏感，应该如何处理？

答：足三里处，肌肉较厚，要找到其"气感"，第一要增加左右揉的手法；第二要适当加大力度；第三要在足三里穴位上下循经找敏感部位；第四要借助按摩或叩击锤。

支气管炎的“312”疗法

按摩3个穴位里面的内关穴，就能够刺激人的肺经，从而达到调节呼吸系统功能的效果。我们有几万病例，其中肺病患者有几百人，只要认真做，一般4个礼拜就会有效果……

● 秋冬谨防呼吸系统疾病

大家都知道，秋冬季节是呼吸系统疾病的高发期，特别是患有慢性呼吸系统疾病的人，这个季节更是难熬。有数据显示，我们平均每一分钟就有2.5个人因为慢阻肺死亡，而肺炎呢是导致慢阻肺病情恶化的主要原因之一。因此许多常年患有哮喘、老慢支和慢阻肺的老人们，最让人担心的就是患感冒和肺炎了。近一段时间，我们一直在给大家介绍312经络锻炼法预防和治疗疾病的作用，那么，肺部疾病能否用经络锻炼法来预防和控制呢？312经络锻炼法在预防和治疗肺部疾病方面，有哪些不被人们所了解的优势呢？

像这个肺病，类似的还有像哮喘、支气管炎，都叫作与肺部相关的一些疾病。这也是我们现实生活当中肺部病患相当多的原因，而且也是一个比较常见的症状。

● 肺病就是肺气功能衰弱

说到中医对肺病的认识，可以这样说，除了在症状上分得很细外，对于到底叫作什么病，这个病症的名称和西医是不一样的。中医上肺有病，叫作肺气功能衰弱。可能西医就不是这样，西医看这个肺病，你哪有病他说哪有病。比如说哮喘，哮喘的症状就是喘，可是西医就认为这是支气管痉挛，是支气管的病。西医说咳嗽也是支气管的炎症；假如说是吐血，还有吐痰、吐浓痰，也说是因为支气管的炎症造成的，发炎的严重了，就要叫支气管扩张。其重要点都是针对这个具体的结构说的。

中医认为，肺的病，主要是肺气往上引起的。特别是哮喘，还有咳嗽也是这样，都是说这个肺气往上冲，它不往下沉了，所以就成为哮喘或者是咳嗽。咱们还说一下这个哮喘病。西医说了，哮喘就是支气管痉挛。按照中医的说法，就是肺气上逆。从中医经络的理论来说，经络失控，肺气上逆也是由于控制肺这个器官的经络失掉了控制。因为我们的内关穴就是心包经，心包经和肺经都是控制整个肺的正常功能的，如果这两条经络，肺经和心包失掉了控制，就有可能造成这种肺气上逆的症状。

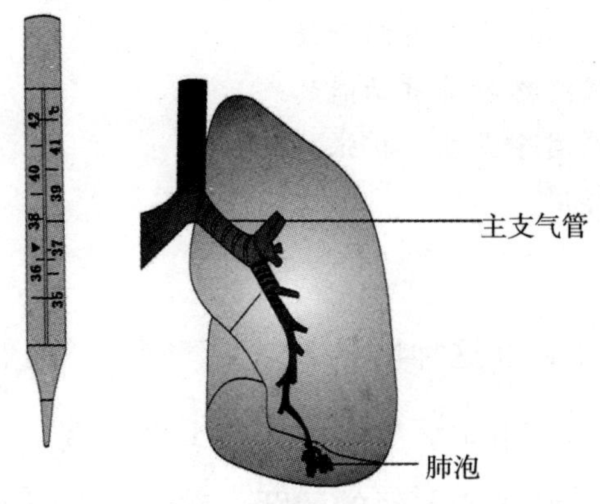

治疗肺部疾病关键是恢复经络功能

人为什么正常的情况下不咳嗽，也不喘呢？原因就是经络在控制肺气，让它往下沉降，不让它上逆。可是，当你的经络的功能衰退的时候，或是经络里边的气血不通畅的时候，这个控制肺脏的功能往下沉降的这种能力消失了，衰退了，结果就是哮喘或者咳嗽发生了。

• 最好的解决办法是恢复它的经络功能

从中医经络的理论来看，要想解决哮喘还有咳嗽的问题，最好的办法是让他的经络功能恢复。恢复这个经络的功能，可以用肺经，也可以用心包经，因为心包经和肺经都是控制肺的。那么，怎么做呢？假如这个病人哮喘很严重，按照中医的理论来看，你要想根本治好哮喘病的话，必须事先就要经常注意。没发作的时候，你就要按摩内关穴，让这个心包经活跃起来，那么一旦它已经发作的时候，对心包经要加强按摩，内关穴的按摩要加强。加强内关穴的按摩，就有助于心包经的活跃，心包经活跃了以后，心包经控制肺

加强内关穴的按摩，有助于活跃心包经，加强经络对肺脏功能的控制，从而达到消除炎症、扩张狭窄的支气管等作用。

脏的功能加强了，在这种情况下，支气管自然而然地也扩张了。假如是有炎症的话，由于这个炎症堵塞了支气管，它才咳嗽，通过内关穴的按摩，增强了心包经的活跃，它的气血畅通了，它就能够使已经狭窄了的支气管扩大，已经发生炎症的那个支气管炎症消退。

- **重点按摩内关穴**

这个经络的治疗，不是直接作用在支气管上，而是在整个肺脏的功能都改变的时候行使正常的功能，能够控制使它不要哮喘。我们治疗哮喘，加强内关穴的按摩，是最重要的。当然腹式呼吸也重要，做好了腹式呼吸以后，能够调节腹部的 9 条经络的气血，让它畅通。再有，要锻炼两条腿的动作，两条腿的动作也会有利，但这不是主要的。治疗哮喘病最重要的就是按摩内关穴，使心包经的活跃功能加强，就能够控制这个支气管，控制肺脏的功能。

312 经络锻炼法，可以说是对于全身的症状或者说一些疾病，都会有预防和控制的一些作用。让我们来看的话，按摩这个内关穴，也就是用“312”的办法治疗支气管的病，甭管它是扩张，甭管它是炎症，甭管它是狭窄或者是痉挛，都有效。重点按摩内关穴，当然也可以按摩肺经，比如说肺经的按摩鱼际，或者是按摩太渊。

在天冷时提高室内温度，或者在肺部、背部局部加温，都有助控制哮喘或咳嗽。

●提高温度有助于控制哮喘和咳嗽

按摩和肺经相关联的一些穴位，都有关，都有作用。可是我们为了容易掌握，都让按摩这个内关穴。内关穴位既能够控制心脏的病，也能够控制肺脏的病，因为这条经络它要经过肺腔到心脏，所以它到心脏以前首先要经过肺脏。经过肺脏以后，它就能够控制肺脏的功能，使支气管原来的经络扩张，原来是炎症的给化炎了，原来是支气管扩张的，能够使血管破裂的情况得到改善。因为经络的作用不是单一的，在同一种情况下，它能够有调整的不同办法。所以我们觉得，不管是肺脏有什么样的病，用这个心包经内关穴的按摩都是有效的。我们的经验，就是除了按摩内关穴以外，特别是在天冷的时候，假如犯病的话，在哮喘的时候就要加一点温度。这个温度，是屋子的温度加温。你局部的加温也行，在肺上加温，或者是背部加温，都能够有助于控制哮喘或者控制咳嗽。寒冷对于经络是最不利的，不管是什么病，都和寒冷有关系。

通过“312”这种经络锻炼法来治疗肺部疾病，我在平时的实验当中，也碰到不少这样的例子。我可以这样说，我们现在有关支气管扩张的病例还是比较少的。主要是支气管炎的，咳嗽的病，还有哮喘的病，特别是咳嗽的病，那就更多了，我们觉得还是都有效

按摩内关穴不要限于正犯病时才按，不犯病时也要经常按摩，才能让心包经的功能得到充分恢复。

的。只要认真做“312”的人，最终是能够有效果的，有的时间可能需要长一点。有时候哮喘用内关穴的按摩一时还控制不住，但是不要紧，当时没有控制住的话，你加强这个内关穴的按摩，至少它也能够减弱。另外，你也不要限于正在犯病的时候按摩内关，不犯病的时候你可以也按摩内关，让心包经的功能得到充分的恢复，就能够完全根治哮喘病。

对于肺部疾病的患者来讲，重要的就是要加强内关穴的按摩。

按摩时间和次数都要加强，过去说的每天两次每次按摩两分钟就不够了。不管是你有这个心脏病也好，有哮喘病也好，咳嗽的病也好，有时间你就按摩内关穴，逐渐就控制了。咱们过去没有发现经络在身体里面的控制作用，至少以前我是不太清楚的。我觉得有的咳嗽很难治，哮喘病也是很难治的。你只能够靠吃药止咳、止喘，这样是有效的。但还是那句话，药效过去以后，它仍然是要咳嗽，仍然要喘。但是，如果是我们认真地做好了“312”的话，再结合适当地保温，就完全可以控制它，不管是什么样性质的咳嗽，不管什么样性质的哮喘或者是支气管扩张；或许时间可能需要长一点，但都是有效的。

根据我们的经验，肺部疾病患者坚持“312”锻炼，一般人在4个礼拜内都会见到效果。

● 锻炼“312”，一般4个礼拜见效

可能有些朋友就会问了，我如果是一个严重的或者是长期的肺病的慢性病患者的话，我坚持按摩这个穴位，然后天天保持加强，我什么时候才能见效？我什么时候才能证明自己见效了？

我觉得有关这个事情，按照我们的例子来实践。我们两万学员，其中至少有几百例是肺上的疾病，是在4个礼拜以内见效的。但是有的情况下，经络比较敏感的人，见效就很快，两三个礼拜他就控制了，不咳嗽了，不喘了。一般人在4个礼拜以内都能见效的。

因为我们说“312”是一个全面的经络锻炼，除了按摩这3个穴位，也就是3条经络以外，还希望你全身的经络都能够调动，活跃起来。怎么活跃起来呢？腹式呼吸是一个办法，下蹲也是一个办法。通过腹式呼吸还有下蹲，以及3个穴位的按摩，这才能够全面锻炼你的经络。在全面锻炼你的经络的前提下，所有的病，包括这个肺的病、哮喘、咳嗽病都会有好转。但是要适当地做，比如说他有哮喘，咳嗽很重，你让他做很强烈的运动，不一定合适。但是也要做，可以轻微做一些，因为你做了以后，只有好处没有坏处。我要补充说说为什么要做腹式呼吸，腹式呼吸对于这个肺病的作用是什么。

所谓“肾气”就是人的先天之气，肾气加强了，对什么疾病的治愈都有好处，所以说腹式呼吸不可少。

• 不要忽略腹式呼吸

腹式呼吸，主要锻炼的是肺部的 9 条经络，其中有一条经络是重要的，就是肾经。这个肾经，所有的慢性病，包括哮喘和咳嗽，都与肾脏的虚弱有关系。做好了腹式呼吸以后，肾经的功能就会提高。身体里面所谓的肾气，就叫作先天之气，肾气加强了，对什么病都有效。所以，腹式呼吸不可少。尽管还是应该用内关穴来治疗肺脏的病，但是也不能忽视腹式呼吸。如果只按摩内关穴，其他的不做了，那也不行，肯定起不到一个很全面的效果。

中医推崇的是上医治未病。我觉得 312 经络锻炼法，对于还没有患上这种疾病的朋友来讲，也要讲究预防的意义。前面讲的是怎么治疗这几个病，实际上就是没有这几个病，你要做好了“312”经络锻炼，完全可以预防肺病的发生。

• “312”疗法要诀

（1）每天做 2 次腹式呼吸，每次 5 ~ 10 分钟。如果仰卧位做腹式呼吸不方便，可以采取坐位进行。

（2）按摩合谷、足三里穴，每次按压 2 分钟，每天 2 次。

当然，除了做以上的“312”经络锻炼之外，还可以使用一些辅助的按摩：

（1）按摩咽喉下边的天突、华盖穴，后背大椎、定喘穴，两个乳房之间的膻中穴，肚脐之下的气海穴、关元穴。可以自己按摩，也可以请他人帮忙按摩，每天1次，每次每个穴位按摩2分钟。

（2）刮痧，用刮痧板刮后颈部的最高骨下的大椎、风府、肺俞，刮至起痧；或者用刮痧板刮肘部的曲池穴、迟泽穴，每日1次。

（3）用食指或者中指的指腹按揉膻中穴、天突穴各2~3分钟，按揉天突穴时注意用力方向应向下方。

（4）用拇指或者食指按揉迎香穴、鱼际穴，每天1~2次，每次50下。

健康案例

案例一：杨××，男，65岁，军区干部

青年时期因感冒引发支气管炎合并哮喘，因当时条件有限，没有进行系统治疗。从此以后，每到冬季只要感冒就引发支气管炎并伴有哮喘发作，严重时必须住院治疗。发病时主要症状是喘息、憋气、气短、身体虚。

自开始进行312经络锻炼法锻炼以后，坚持每天早、中、晚各练1次，上、下午看书报时加强练腹式呼吸各1次。此外，加按双

手商阳、列缺、外关等穴位。1 年来没有感冒和哮喘过 1 次，以前睡觉只能侧卧，不能仰卧，否则就上不来气。现在可以仰卧睡觉了，也不感到气短了。

案例二：宋仝珍，离休干部

“312”让我解开了“哥德巴赫猜想”

我是一名年逾古稀的数学爱好者，患有支气管扩张、冠心病、肺结核等。去年一个偶然的机会对“哥德巴赫”着了迷，试探着求证起来，居然得心应手，节节进展。不禁踌躇满志，乐不知疲，每天至少演算 10 小时。仅只 3 个月便初见倪端，关键时刻，身体跨了，彻底跨了：连续大咳血，喘不过气……只好望月叹天。

在这伤感交加之际，突然接到四十多年前老相识祝总骧教授来电，安慰道：“别悲观，我保你健康百岁……”3 天后便收到一册《锻炼经络百岁健康》。后在家人陪同下前往经络研究中心拜谒，亲得真传，坚持锻炼起来。“312”名不虚传，不到两个月便觉精力比前充沛，灵感倍增……不就此做最后冲刺，更待何时！于是旧业重操。半年来，经过锻炼加钻研相结合的办法，终于解开了“哥德巴赫猜想”这道举世难题。应归功于谁呢？应归功于人民！应归功于“312”！

“312”健康问答

问：哮喘病患者对“312”应当加强哪些做法?

答：哮喘病的控制，首先要找到心包经（内关穴）、大肠经（合谷穴）和胃经（足三里穴）的敏感点。按摩时手法要重一点，要有酸、麻或胀的“得气”感。要在未发作以前就提前按摩。如果效果不理想，在按摩时背部要热敷。为了长远根治，腹式呼吸和体育运动不可少。

问：平喘药和312经络锻炼法的区别是什么?

答：平喘药的作用是扩张由于平滑肌高度痉挛致狭窄的支气管，药物作用过后，症状再度发生。经络锻炼是通过经络的调控作用，通调肺气，根本解决支气管的狭窄，所以它是根治。

骨关节病的“312”疗法

咱们很多西医的专家认为：关节有病的时候，不能活动。特别是中老年患者，活动以后，越活动越坏。可是我们的实践证明，已有将近上千位关节炎病患者通过“312”经络锻炼，全有效。

• 关节的正常活动是经络在控制

关节炎是一种常见的慢性疾病，以骨关节炎和类风湿性关节炎最为常见。据不完全统计，我国目前的关节炎患者有 1 亿人以上，而且人数还在不断增加。另外一项统计数据表明，我国 50 岁以上人群中有半数以上患有骨关节炎，65 岁以上人群中有 90% 以上的女性和 80% 的男性患有骨关节炎。

关节病，大家更多地会认为是一种人身体的骨骼方面的问题，可能发生一些炎症，或者有什么病变。那么大家可能会想到，骨关节这种结构和经络能有多大的关系？

这个问题，咱们乍一听起来好像是挨不上，可是您要再想一想的话，全身的关节没有一个地方没有经络。因为全身的正经有 12 条，手上就有 6 条经脉，腿上也有 6 条经络，膝盖也好，肘部也

经络是一个复杂的结构，有表面物质，也有深层物质，并不是单纯在皮肤表面。

好，腕关节也好，全都有经络。所以经络是无处不有的。实际上经络也不单纯是在皮肤表面，它是一个复杂的结构，有表面的物质，也有深层的物质。让我们来看，我们的关节就不是一种单一的物质结构，它是一个复杂的物质结构。那么应该说，不但全身的各个环节都有经络通过，而且在你全身关节的各个层次，深层也好，浅层也好，都有不同的经络在里边起作用。也就是说，你身上关节的正常活动都是经络在控制的。

• 通则不痛，痛则不通

咱们西方医学不讲经络，他讲的是神经在控制。你想，这个太明白了，要是想让你关节动，脑子不指挥它，它能动吗？所以很容易就想到了，关节是由神经在控制。可是，这个关节的功能是不是正常的，靠的是什么？不是靠你的神经，你想让它正常它却不正常，怎么办呢？它受了凉了，或者受了伤了，或者发了炎了，你比如说风湿或是类风湿，关节它不受使唤了，你说你神经能控制吗？你控制不了了。真正控制你的关节正常不正常的，不是神经，而是经络。

关节炎发生的原因，西方医学认为是骨头的问题，是骨关节软组织、硬组织、骨组织的问题。在咱们中医来讲，关节炎也是经络病，可是这个经络病在西医来讲是属于外科的。所以可以看到，“312”包罗万象，不但治疗内科病，还治疗外科病。为什么外科病经络能够治疗呢？因为经络通过各个关节，比方说手上或者是你胳膊上的 6 条经络，它不是到关节就没有了，它仍然要经过的，仍然是不管在哪，深层也有经络，浅层也有经络。所以呢，这个经络要通过关节，那是无疑的。假如用仪器来测定经络的话，测到关节，仍然有经络通过。既然经络要通过关节，这个关节就是由经络控制的，这是毫无疑问的。

那么，所谓的关节炎是什么问题，从经络的理论看，就是经络的控制失掉了，才得的关节炎。经络正常的时候，就不得关节炎。经络不正常了，或者是说受了凉了，经络不通了，这时候就可能某些关节的经络失掉了控制，经络不通了。经络不通了，就会发生关节炎。

借用一句广告话：“通则不痛，痛则不通。”这个主语就是经络。经络不通了，你就要疼，你就要得炎症。你要是想让炎症消失，让经络通了，炎症自然就没有了。

• 关节病，痛也要慢慢练习下蹲

让我们来看的话，什么地方有关节，什么地方有病，要加强那

> 要想治好关节病，必须做好下蹲动作。膝关节炎患者如果因为疼痛不愿意下蹲，是很难治好的。

个地方的经络锻炼。比如说膝部，你要锻炼膝部的关节，那么足三里穴就是很重要的穴位。当然从这个针灸或者推拿按摩的角度来说，在关节附近的许多其他的穴位，都可以按摩，都可以针灸，都有效。可是，为什么提出来一个“312”呢？因为，单是用这个足三里穴位的按摩来治疗膝关节的病，还是不够的。

因为你只有这一条胃经活跃了，其他的经络如果不通的话，那还是治不好你的膝关节病。那怎么办呢？我们的看法就是，要想治好关节病，必须做好下蹲的动作。你可能会说有膝关节炎，不愿意蹲不下去，因为这是很难的。

很多西医的专家认为，关节有病的时候，特别是中老年人，不能活动；活动以后，越活动越坏。可是我们的实践证明，已将近上千关节炎病人，通过“312”经络锻炼，全有效。

可是在做下蹲的时候，要注意，你不要勉强去做。你现在明明蹲不下去，别勉强地使劲蹲，可以半蹲，扶着桌椅慢慢来，甚至是别人扶着，也必须要做。你要是一点也不活动就想治好关节炎，是很难的；让我们来看，应该说可能性不大。要想治好关节炎，除了按摩足三里还有合谷、内关穴之外，必须要做下蹲。

这种下蹲如果确实很痛苦，不能做得那么到位，做得很轻、很浅，也会收到效果。从浅蹲开始，只要是能够下蹲下去，只要一次

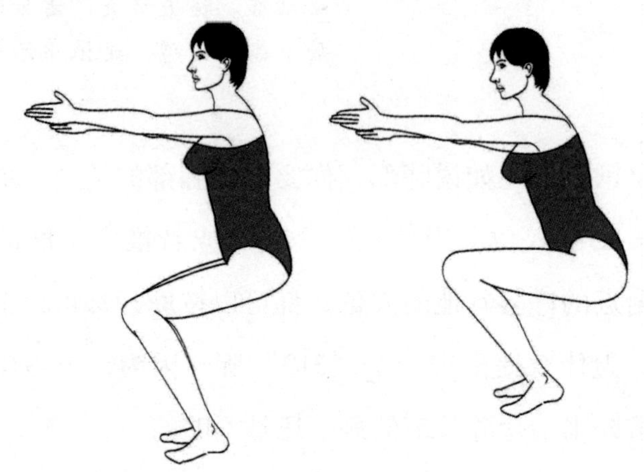

下蹲锻炼对关节炎有很好的治疗。不能全蹲的，可以视情况半蹲，小蹲，或别人辅助蹲。

能够蹲下去，虽然痛苦一点，下次再做，就不那么痛苦了，感觉上会一次比一次轻松，直到能完全下蹲为止，关节炎也就好了。所以我们说，要做“312”，特别是做下蹲这个动作，要循序渐进。这句话大家都要注意，不要勉强，“312”是一种很自然的，很没有痛苦的锻炼方法。

有人肯定会有疑问：有的患者膝关节有严重的炎症的话，确实已经弯曲，非常痛苦，而我们如果用这种下蹲的运动来进行锻炼，会不会对膝关节造成损伤或者损害？

让我们来看，适当地做一些活动，不会造成任何损害，只有好处，没有坏处。还是那句话，“312”有利无弊。关节炎患者要注意循序渐进，开始的时候千万不要蛮干，不要蹲不下去也使劲蹲，那你越蹲越坏。

关节炎患者下蹲要注意循序渐进，开始时千万不要蛮干，否则会越蹲越坏。

• 下蹲对腰关节病也有效

我们讲到运用312经络锻炼法来预防和控制关节病，重点强调了按摩足三里，最重要的是这个下蹲运动。一般来讲，腹式呼吸就不是最重要的。但是穴位按摩还是重要的，哪个关节有病，手上的关节有病，就必须要按摩这个合谷、内关穴；腿上的，那必须按摩好这个足三里穴位。腹式呼吸就不是最重要的，最重要的还是下蹲的动作。因为这个下蹲的动作，不单对膝关节有效，对于腰部的关节问题也有效。因为一做下蹲，实际上是一个全身的运动，全身的脊柱、各个关节都要活动的，这些活动的结果都能够提高气血的通畅，气血通畅对全身各个关节都会有好处。所以，所谓下蹲不是专门锻炼膝关节，而是锻炼全身的关节上通过的经络。

312经络锻炼法的中心思想就是：通过“312”经络锻炼让你全身的经络都畅通。全身的经络畅通，自然全身的疾病都能得到控制，而且能够使您健康长寿。

• “312”疗法要诀

（1）一定要做好体育运动。

除了按摩合谷、内关、足三里这3个穴位，进行好腹式呼吸，

关节炎、慢性腰腿痛均属慢性病，不可能通过几天或几十天的锻炼，就能取得满意效果，要持之以恒才行。

重点是要做好体育运动。不要以为骨关节病就不能动，动一动它能够防治骨质疏松，还能够增强你关节运动的灵活性，减少关节周围组织的损伤，增强肌肉力量，改善肌肉内血液循环，对防治慢性腰腿痛及其他骨关节肌肉病痛均有明显效果。

（2）坚持不懈，形式多样

关节炎、慢性腰腿痛均属于慢性疾病，不可能通过几天或者几十天的锻炼就能取得满意的效果。运动贵在坚持，不能因暂时无明显效果而放弃，也不能因病情好转甚或痊愈而停止锻炼。要保持经络通畅，必须坚持天天运动，气血有序循环往复，才能有利于骨骼和关节的生息。运动方式可根据自身情况进行多种选择，目的是使全身的骨骼、肌肉、关节都得到锻炼。

当然，除了做好基本的“312”经络锻炼之外，还可以使用一些辅助的按摩方法，这些方法能够很好地缓解慢性腰肌劳损的疾病。方法如下：

（1）两手紧贴后腰，上下交换按摩或自上而下进行按摩。两手轻握拳，沿脊柱两侧自腰部开始自上而下地轻轻叩击，直至尾骶部，反复多次。

（2）两脚分开，站立，两上肢向前平伸或自然平垂，颈部和躯干保持中立位，双下肢不动，先将上身向左旋转到最大限度，再向右转，各3～5次。

健康案例

案例一：张女士，69岁，学号：3560

“312”治好了我的骨性关节炎

我的双膝疼痛有20余年，曾在医院做过3次膝关节镜手术。术后虽然比手术前要强一点，能走路了，但疼痛还是天天有，腿总觉得没有劲，医生说以后也只有换假关节了。我有时心里也挺烦，恰好遇上朋友介绍我参加“312”经络锻炼学习班。当时我是抱着试试看的态度，但经过了1个月的锻炼后，觉得自己的腿上力量增加了，走起路来挺精神，不像以前是在拖着两条腿走路。现在疼痛也减轻了，基本不用药了，有时还不疼了。我非常高兴，似乎感到“山重水复疑无路，柳暗花明又一村”。由于心里高兴就产生了急躁情绪，想一口吃个胖子。原先我每次下蹲25下，现在我一口气增加到蹲50个。这时就出现了反弹，腿又比较疼了，走路也慢了。我认识到这是自己太猛了，不能太急。于是我就换了个办法，先让腿休息几天，等疼痛减轻了，我就开始上午蹲25下，下午再蹲25下，分开运动。后来感到这样很好，就一直坚持这样锻炼，走路又轻快了。我找到了自己的“312”锻炼法。

案例二：李义忱，女，66岁，学号：2281

“312”真神奇，不吃药也能治病

我是在2000年6月17日参加第18期312经络锻炼法学习班。经过教授的讲课和指导老师的耐心帮助，我每天严格按照讲课所教的按摩3个穴位、1个腹式呼吸和2条腿为主的体育锻炼，一丝不苟，坚持不懈进行锻炼，收效很大。收效最快的是右手中指的病。过去总认为中指不能弯曲，是用冷水刺激所致，没办法治，因而从未治疗。这次经过1周合谷、内关等穴按摩，右手中指能伸直，弯曲自如，整个右手都轻松了，真是奇迹。不吃药也能治病，真是太好了，增加了我学习“312”的信心。

正如祝教授说的，要用自己的“312”。我有信心不断改进自己的“312”。不求百岁，但求在我有生之年，能消除自己的病痛之苦，不给别人增加负担，健康愉快地度过我的晚年。

“312”健康问答

问：关节炎患者，“312”应当注意哪些做法？

答：一切关节疼痛的根本原因都是经络失控，血气不通。按摩3个穴位和进行适当的体育锻炼，就可以使气血畅通，经络恢复控制。由于四肢受温度影响大，所以在按摩过程中要采取保温措施，才能提高疗效。

问：骨关节病患者一般运动受限，应当怎样做，才能提高疗效？

答：应当遵循体育运动疗法，如下蹲、慢跑和保温等。但一定要遵守循序渐进的原则，不能急于求成。通过实践，患者自然能够产生信心，接受经络疗法。

问：药物（西药）治疗和312经络锻炼法有何根本不同？

答：西药治疗高血压、心脏病和糖尿病等是通过药物暂时控制，经络锻炼是通过经络调控，使有关组织器官恢复正常功能，疾病得到根本控制。

失眠、神经衰弱的“312”疗法

像神经衰弱这样的神经官能症，以及失眠这样的一些症状，重点是侧重于这个312经络锻炼法当中的腹式呼吸。腹式呼吸做好了，就能够调和肾经、心经和肝经，从而达到一个平衡。

• 失眠也是病

在生活中，有很多种病，虽然不像心脏病、高血压那样严重，但是也非常困扰我们的生活。比如说失眠，据世界卫生组织对14个国家、15个地区进行的调查显示，有27%的人有睡眠问题。我们国家的失眠发生率也在30%以上，50%的学生睡眠不足。

312经络锻炼法对这种疾病的治疗和预防作用，非常显著。神经官能症，特别是失眠这个症状，还是相当普遍的。我们在生活当中，我估计每一个单位里面都有些人，当然很多了，尤其是中老年、上了年纪的一些人，失眠的人可能会多；但是现在也不仅仅是这些人，很多年轻人也会有失眠的一些症状。

失眠的问题，中医叫“不寐”。在西医来讲，这是大脑的病。大脑有两种功能，一种功能就叫兴奋的功能，一种功能叫抑制功能。大脑平常既能够兴奋，又能够抑制。比如说在白天的情况下，兴奋的这个功能比较强，抑制就比较弱，所以咱们人是清醒的状态；到了晚上就是抑制的功能加强了，虽然你是不知不觉睡着了，可是要测量大脑的功能的话，用脑电仪或者其他的办法都能够测出来，这个时候，您的大脑里边的抑制功能加强了。

不单是你主观上的一个感觉，而且是客观上可以用仪器来验证的。可是为什么睡不好觉呢？正常的情况下，一般来讲，白天抑制过程是强一些，到了晚上以后很多的事情都过去了，白天忙了一天了，不管体力劳动也好、脑力劳动也好就都减弱了，这时候抑制过程就上升了。上升的结果呢，你就感觉困了，困以后您就睡着了。可是神经官能症的病人，就发生了问题了，按着西医的解释，就是兴奋和抑制的这个转变机制发生问题了，转变不过来了。白天该兴奋的时候，它发生抑制；晚上该抑制的时候，它发生兴奋，而且也是兴奋和抑制之间的关系发生了矛盾，转变的功能失掉了控制，所以就失眠。那怎么解决呢？有办法，所有的这个麻醉药、安眠药，都能够人为地使你的大脑的抑制过程加强，加强了大脑的抑制过程，当然你就睡着了。西医是这样做的。

中医经络的理论就不是这样。中医讲失眠的原因跟脏腑失调有关系，特别一个是肝经，一个是肾经，这两条经络不协调了就会导

治疗像神经衰弱这样的神经官能症，重点是要加强腹式呼吸的锻炼。

致失眠。怎么不协调了？凡是容易失眠的人，都比较容易急躁，脾气急躁也容易忧虑。在这种情况下，肝经过于旺盛，在这个时候，一般的失眠的人和所有的慢性病一样，都是肾气衰弱。肝经过于旺盛，肾气十分衰弱，阴阳就不平衡了。除了肝经和肾经以外，中医还讲心经和肾经，是水火之间的不相容。心经和肾经，肾经是属于水，心经是属于火，水火不相容，晚上你就睡不好觉了。

● 做好腹式呼吸，所有失眠全消

既然睡不好觉，那怎么办呢？怎么样使肾经充分起来，让心经跟肾经也能够调和起来呢？我们感觉很简单，做好了腹式呼吸，对所有的失眠病都会有效。

那就等于说，像神经衰弱这样的神经官能症，失眠这样的一些症状，重点的是侧重于 312 经络锻炼法当中的腹式呼吸。当然了，如果说您还不会腹式呼吸，这要练习一段时间，不是说你想做得好就能做好腹式呼吸，要练一练。要使腹式呼吸做得很正确，比如说能够使胸部不动，全身要放松，意念集中在小腹部，就是所谓意守丹田。另外，您还要专门锻炼用腹部的肌肉控制呼吸，这样就能够使腹部的 9 条经络活跃了。经过这样一段时间的练习，自然而然就入眠了。我自己的经验，还有我们所有学员的经验，都能说明这一点。应该这样说，凡是认真做“312”的人，失眠问题都能够自己解决。即使是那些神经衰弱十分严重的病人，只要认真做好腹式呼吸，也能够消除病症。

也就是说312经络锻炼法中的腹式呼吸，其重要意义就在于活跃了，或者说调整了腹部的这9条经络，从而了促进肾经、心经、肝经的调和。腹部的这9条经络互相协调了以后，就会影响大脑。这件事情，我觉得西医很难接受。通过“312”经络锻炼法，神经官能症就能得到控制了，这实际上就是治疗了。

• 腹式呼吸要注意动作准确

这个“312”经络锻炼法，对很多患有失眠、神经官能症，还有神经衰弱方面问题的朋友来讲，确实是一个非常好的消息。因为很多朋友平时都说：晚上吃点安眠药，或者是吃点什么其他的药物，或者是想尽一切办法来抵抗失眠，但是往往都不见效；所以自己平时总是很苦恼。那么通过312经络锻炼法这样一个非常简便易行的方法，就能够起到这样的作用，我觉得这确实需要推荐给我们这些朋友来使用。

我举一些实例。我们刚刚开班的时候，还没有练“312”以前，我先问大家有多少人有失眠的问题，一般来讲大概是1/3。可是过了两个礼拜，他们学会了“312”以后，过了两个礼拜，我再问他们呢，就很少了，也就三五个。这三五个人，我们就跟他们个别谈话，我说你们看看这个腹式呼吸是不是做得正确。一般来讲，他睡不好觉多半是做得不正确。如果他做得不正确的话，我说那我们今天，帮助你改正一下，你胸部不能够动，只能用腹部的肌肉呼吸，你再试试看。这样一做，基本上都好了。

- **“312”疗法要诀**

（1）做好腹式呼吸有利于提高睡眠质量。

我们很多学员给我们反馈说，他们在做腹式呼吸的时候，经常做着做着就睡着了，有些学员失眠了很多年也是如此，效果非常明显。这是因为做腹式呼吸时我们能使得全身放松，这样肝、肾诸经阴阳平衡，这样大脑皮层放松，交感神经兴奋性得到抑制，心跳和呼吸次数减少，血液循环减慢，安然入睡就不是什么难事了。

（2）经常按摩合谷、内关、足三里 3 个穴位，并坚持进行体育锻炼。

当然，除了做好“312”经络锻炼之外，还可以做一些其他的按摩，以加强效果：

（1）双手十指分开，用指尖轻轻叩击头皮 1 ~ 2 分钟。

（2）双手掌指及指间关节微屈，以指端或者指腹着力，从前发际开始向后枕部梳理20～30遍，动作要求缓慢自然，用力均匀柔和。

（3）食指屈曲，由轻到重轮刮上下眼眶50次。

（4）用手掌以肚脐为中心逆时针摩腹部5～10分钟，并用中指指腹点揉腹部中脘、关元、气海穴各1～2分钟。

（5）中指或者拇指按揉小腿上的足三里、三阴交穴各1～2分钟。

（6）擦涌泉穴120次，直到脚心发热为止。

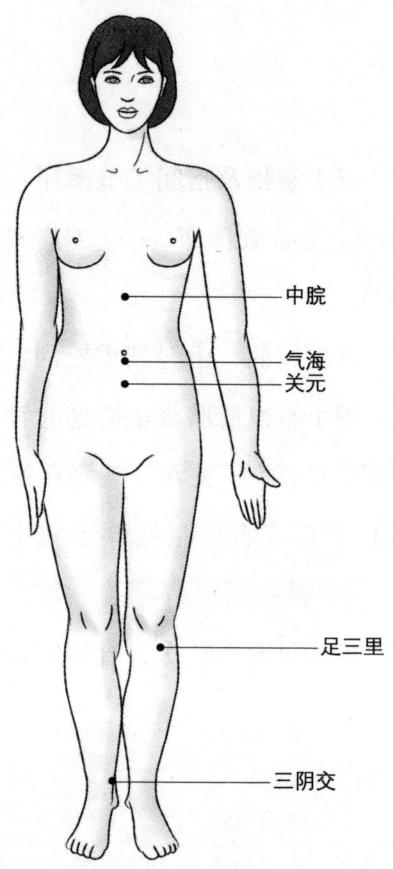

用手掌以肚脐为中心逆时针按摩腹部5～10分钟，并用中指指腹点揉中脘、气海，关元三穴各1～2分钟。

摩擦涌泉穴120次，直到脚心发热，有助于睡眠。

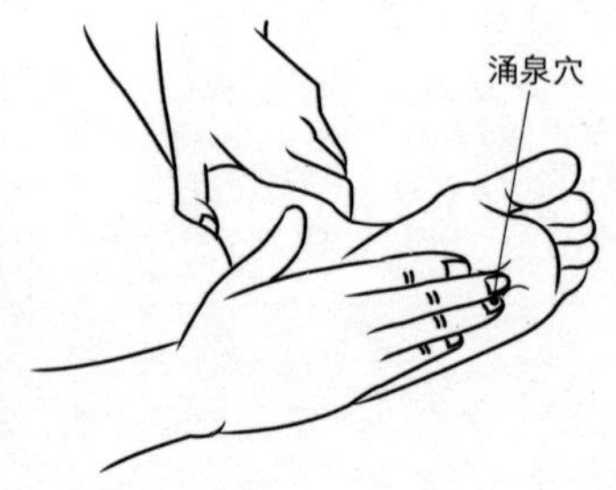

健康案例

案例一：薛仲生

让“312”解除所有失眠人的痛苦

在2006年12月份到2007年的1月份之间，由于工作繁重，压力大，不注意休息，我患上了失眠症，每天晚上2:30准时醒来，到凌晨5:30或6点才能睡着。这样的情况严重影响第二天工作，影响我家人的夜间休息。我晚上睡不着时候就在想，一个人失去了睡觉的时间是多么的痛苦。第二天，我就去医院找老医生、老专家给我治疗，但是效果不明显。此时我的颈椎痛也犯了，我就去找按摩医生给我推拿。他给我推荐了一种自己治疗、自我保健的方法，这就是“312”经络按摩法。我当时也是用药不见疗效，属于乱投医的那种心情。我看了“312”的学习光盘，早晨晚上在床上各做1个小时的腹式呼吸，按着书中的要求做。说也奇怪，第二天，第三天，一觉睡到8点半或9点半。这一下，我就切身体会到“312”的威力。

此时我改变了对“312”试试看的态度，就按书中的电话号码找到了炎黄经络中心，参加了函授班。对“312”进行深入的理论研究之后，我深刻理解了“312”的按摩理论和经络对人健康的重要性：只有经络通畅了，人就健康了，经络对人的健康起着决死生、处百病的重要性。而且我对腹式呼吸的认识也更加深刻了：它可以对我腹部的9条经络同时按摩，可以放松大脑皮层，自己的睡眠自然就好了，身体也健康了。下蹲对全身经络都能起到保护和改善的作用。到目前为止，我的失眠症已彻底好了，颈椎痛和肩痛也得到了缓解。

这次中心组织的学员经络交流会上，我才知道社会上有失眠痛苦的人太多了，像孙元芝、王爱华、董建等她们都有几年甚至几十年痛苦的失眠史，可是一旦知道了“312”，并认真去做了，都好了。所以我相信经络锻炼能治疗失眠是真理，谁做谁有效，要让人人都知道！

案例二：赵凯彬，女，65岁，学号：1241

“救命科学”治愈了我的神经官能症

1960年初我患严重的神经官能症，主要症状为失眠、气短、头颈部压痛、消瘦和精神不振。医院也无更好的治疗措施，只有注射维生素B_{12}和服谷维素，去痛片也只是缓解一下症状。特别是在1996至1997年，我由于工作任务重，致使病情加重。

我姐姐是“312”经络锻炼的受益者，经她介绍，我参加了第12期“312”学习班。通过祝教授从理论到实践的反复讲授，增强了我用312经络锻炼法治疗疾病的信心。我每天上午9点左右做完家务及晚间7点半收看电视新闻当中，做3个穴位的按摩；中午休息及晚上睡觉前，做腹式呼吸；早间外出跑步及肢体锻炼；晚上睡前下蹲约做20下。目前我的病情大有好转，没有什么症状出现，精神比较轻松愉快，早已停服一切药品。这都说明通过锻炼我全身经络的功能恢复了。312经络锻炼法不只是一种功法，而是一门科学，应该称为“救命科学”。今后我一定认真坚持“312”经络锻炼，实现百岁健康，并积极宣传，使人人百岁健康。

“312”健康问答

问：神经官能症和失眠患者应当如何应用“312”治疗？

答：失眠和神经官能症都是大脑兴奋和抑制不平衡，实质上就是经络失控，阴阳不能协调。治疗办法除了3个穴位的经常按摩和逐步开展体育锻炼外，最重要的是做好腹式呼吸，通过思想集中在丹田，肝、肾、脾、胃诸经协调，一般的甚至严重的失眠都能解决。

问：安眠药和312经络锻炼法的区别是什么？

答：安眠药的作用是使神经麻痹，并不能形成正常睡眠，而经络锻炼的作用是使心经、肝经和肾经的功能恢复正常，根本解决失眠症。

便秘的"312"疗法

腹泻、便秘，通常说是胆囊的问题，有胆囊炎或者是胆结石，或者是肝脏有问题，或者是肝功能不太正常，等等。但从中医上来讲，凡是有关五脏六腑的疾病，做好了腹式呼吸全有效。

● 便秘已经不是老年人的专利

说到便秘呢，虽然说好像不是什么大病，但是危害可不小。因为便秘容易引起肛肠疾患和胃肠神经功能的紊乱，还容易导致结肠溃疡和结肠癌，特别是便秘很容易诱发老年人心脑血管疾病的发作。很多患有心脑血管疾病的老年人，都是在大便时用力过大而引发的。

不仅仅是老年人，现在年轻人由于工作压力过大，便秘患者也是越来越多。便秘已经不仅仅是老年人的专利了。对于年轻人来说，内分泌失调也好、痔疮也好，或者说是皮肤粗糙、多长青春痘、失眠等，这些都有可能是因为便秘导致毒素不能及时排除而引起的。

便秘的原因，我想一般来讲，总是和这个人的生活习惯有关

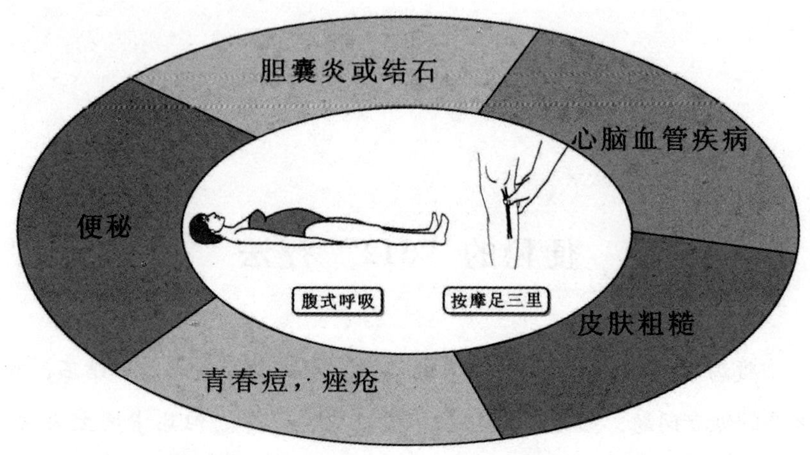

系，跟你的饮食等有关系。从中医的角度来看，是有关的经络失去了控制，特别是胃经、脾经这两条有关消化系统的经络失控，就会导致肠胃蠕动缺乏动力。

● 做好腹式呼吸

做好了腹式呼吸以后，或者是按摩了足三里这个穴位，就能够使便秘自然而然地解决了。不管是便秘还是腹泻，都是通过腹式呼吸能解决的。

腹泻、便秘，说是胆囊的问题，是胆囊炎或者是胆结石，或者是病人的肝脏有问题，或者是肝功能不太正常。凡是有关五脏六腑的疾病，做好了腹式呼吸，全有效。这就是我们为什么敢于向咱们广大的群众宣传这个“312”的重要原因。而且我们感觉，这个“312”只有好处，没有坏处，不妨试一试。

治疗便秘，最关键的是做好腹式呼吸，同时配合按摩足三里穴位。

●配合按摩足三里

治疗便秘，做这个腹式呼吸是很重要的一方面。同时，要配合按摩足三里穴位。那么，这里面就强调“3”和“1”了，下蹲的运动相对来讲就不是特别重要。当然，做这一下下蹲比不做好，因为下蹲也是一种全身的经络锻炼，全身的经络活跃了以后，自身的生理的功能自然就能够正常化了。所谓正常化就是不便秘了，每天有一次大便就行了。

足三里主要刺激的是胃经，它直接影响肠胃的功能，它从头部经过胸部，经过腹部首先它就到胃脏，通过胃，然后又下降到肠，通过小肠又到大腿，所以它完全通过这个腹腔。所以，做好了腹式呼吸以后，这条经络对于整个消化系统的疾病都有效。当然，做好了腹式呼吸，也不能够排除在腹式呼吸的过程中，促使你腹部的五脏六腑能够得到按摩的效果。我们也不能说这绝对是经络的作用，这里面按摩本身也有作用。

既然要按摩足三里，胃经，也要经过下肢。那么，下蹲除了对全身有一种促进作用，同样也能够对胃经的经络有一些较好的辅助的作用。

这3个穴位的按摩、腹式呼吸以及下蹲之间没有矛盾，只有互

早晨 5 ~ 7 时大肠经正旺盛的时候，最适宜排便，这时候体内毒素更便于排出。

相补充，互相促进。这个“312”有这么个特点，它确确实实是非常有效的。它不是说针对某一个病有效，只要让经络活跃了，对于全身的所有疾病都应该是有效的。

- **“312”疗法要诀**

（1）做好腹式呼吸和下蹲运动。腹式呼吸和体育运动，它可以有效激活我们的胃经以及大肠经，这样肠胃的蠕动就能够加快，食物残渣以及体内毒素的排泄也就可以更加顺畅了。

（2）调整饮食结构，多吃一点粗纤维的食物，这样也有利于排便。

（3）养成定时排便的习惯，最好在早晨 5 ~ 7 点，大肠经正旺盛的时候。

除此之外，还可以使用体操疗法，同样能达到锻炼经络、缓解便秘的效果。具体做法如下：

（1）屈腿运动：仰卧位，两腿同时屈膝抬起，使大腿贴于腹部，然后还原，同样的动作反复 10 遍。

（2）举腿运动：仰卧位，两腿同时伸直举起，然后放下，同样的动作反复 10 遍。

（3）踏车运动：仰卧位，轮流屈伸两腿，模仿蹬自行车动作，屈伸范围尽量大一点，同样的动作反复做30遍。

（4）仰卧起坐：仰卧位，收腹坐起，两手触摸足尖，同样的动作反复做10遍。

健康案例

案例一： 薛某，女，57岁，退休职工

消除便秘，一身清爽

我患便秘有5年之久，体内垃圾的堆积让我整个人都显得衰老，后来开始学练“312”两周，无任何效果。第3周开始每天早晚认真练习两次。有一次做下蹲运动后感有便意，于是增加了下蹲的次数，果然大便通了。从做“312”锻炼法至今，大便每日1次，一直没再发生过便秘，真是一身清爽。真要感谢312经络锻炼法以及祝总骧教授。

案例二： 冯桂香，女，69岁，学号：2112

一定要让“312”伴我一生

我的血压经常高到160/90mmHg，曾尝试用多种方法降压，但作用都不大。再加上我有便秘、失眠等病，弄得我十分痛苦。2000年3月，我学习312经络锻炼法。起初，我抱着试试看的心理参加，经过两周的学习及自己治疗后，我惊奇地发现，我的病势开始

好转。首先，高血压从160mmHg降到了120mmHg。这神奇的效果来自“312”，我对锻炼“312”更有信心了。以前，我每天夜里平均要上4次厕所，根本睡不好觉。现在我每天睡前都坚持腹式呼吸，意守丹田，很快就能睡着，而且起夜次数也大大减少。我睡得好，白天自然就有精神了。另外，我锻炼“312”后，便秘症状也大有改观，以前三四天排便1次，现在两天排便1次，大便干燥的症状也减轻了。通过自身的实践，我非常相信“312”确实有“行血气、营阴阳”和“决死生、处百病”的作用。我一定要把“312”锻炼持之以恒地练习下去，让它伴我一生。我要成为健康的长寿老人。

“312”健康问答

问：腹式呼吸为什么也是主动医疗？

答：做腹式呼吸，可不求别人，自己有病自己治，当然是一种不靠别人，不靠打针、吃药的主动医疗。

问：什么叫作“认识提高，观念转变”？

答：“认识的提高”首先要认识到经络在人体真实存在的，经络已被现代科学证实；其次要认识到经络确有“决死生、处百病”的作用，然后通过“312”实践认识到，通过经络锻炼，确能达到自己给自己防病治病、百岁健康。“观念的转变”就是改变有病靠打针、吃药的旧习惯，改为有病靠经络的主动医疗。

肥胖的“312”疗法

“312”里面的腹式呼吸和足三里穴位的按摩，能够有效起到减肥的功效。我们有的“312”练习者，一个月就能够将体重减轻18 斤。

• 别让你的小孩整天吃麦当劳、肯德基

前面我们讲了“312”治疗便秘的问题，这一节我们来说一说肥胖症。以前我们中国人把肥胖看作一种“福相”，对胖人一般也会恭维地称之为“发福”。但是人长得胖真的就是一种“福气”吗？我想很多人都不一定这么认为。

肥胖可以说是各种慢性疾病的前奏，比如说高血压、糖尿病、心脏病等，都跟肥胖有关。你身体失衡导致体内脂肪堆积或者是分布不均匀，才会导致肥胖；同时，人一旦长胖了，从心脏到血管，以至整个身体所需要负荷也会增加，压力加大就更加促成了高血压这些病症的发生。

尤其是现在，大家运动也少了，吃的东西又多，特别是有从西方传过来的麦当劳、肯德基。这些食物都是高热量，吃完之后又不

肥胖分为继发性肥胖和单纯性肥胖，其中单纯性肥胖占所有肥胖者95%以上。

运动，消化不了，就只能堆积在体内。到大街上看看，或者到幼儿园看看，有多少胖小孩啊！这些以后都是社会问题的。美国、英国胖人真是太多了。

● 肥胖是五脏失衡导致脏腑堆积造成的

西方医学根据发病原因不同，把肥胖分为继发性肥胖和单纯性肥胖两大类。继发性肥胖的存在有明确病因，如下丘脑—垂体感染、皮质醇增多症、甲状腺功能减退、胰岛素瘤等。而单纯性肥胖则没有明确病因，多数情况下是指在一定的遗传易感背景下不良的饮食习惯（进食过多）以及静止少动的生活方式引起热能摄入、贮存明显多于消耗的平衡失调所致的脂肪积聚、体重增加。一般所称的肥胖是指单纯性肥胖，单纯性肥胖占所有肥胖者的95%以上。

中医经络理论则认为，肥胖症的发生是由于经络失控，脾、胃、肺、肝、肾等功能失调后人体无法正常排除废弃物，脂肪也无法正常燃烧，使脂膏蓄积。312经络锻炼法，尤其是腹式呼吸能够有效地刺激腹部的经络，对人的肝、心、脾、肺、肾都有调理的作用。长期坚持腹式呼吸，就能逐步恢复五脏的正常"运化"功能，多余的脂肪和废物自然就会被分解、消化，最后排出体外。除此以外，要注意足三里穴位的按摩。因为足三里穴位在足阳明胃经上面，足阳明胃经是要穿过胃部的，所以调理肠胃的功能尤为显著。

- **“312”疗法要诀**

（1）着重按摩足三里，每天3次，每次10分钟。

（2）加强腹式呼吸，特别是腹式呼吸对腹部减肥效果明显。

（3）必须加强体育运动，坚持每天进行3次下蹲运动的练习。

除了进行“312”的经络锻炼之外，可以经常按摩几个重点穴位，减肥的效果也非常好。其中一个就是中脘穴，仰卧并采取手指点按的方式，点按50～100次，同时配合用手掌按摩腹部，以肚脐为中心，顺时针按揉50～100次。背部的脾俞、肝俞、大肠俞和肾俞等经穴也是有利于减肥的穴位。

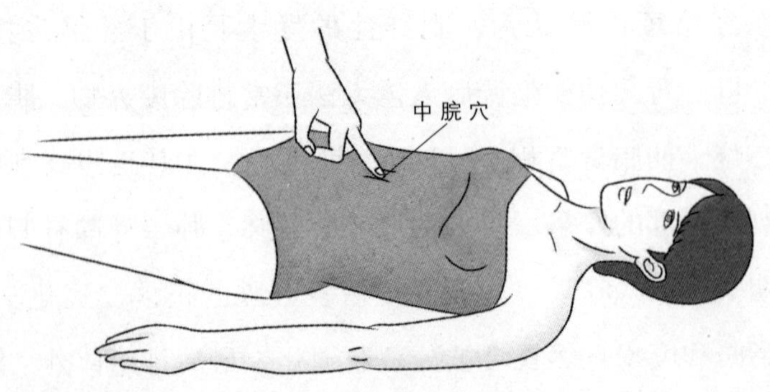

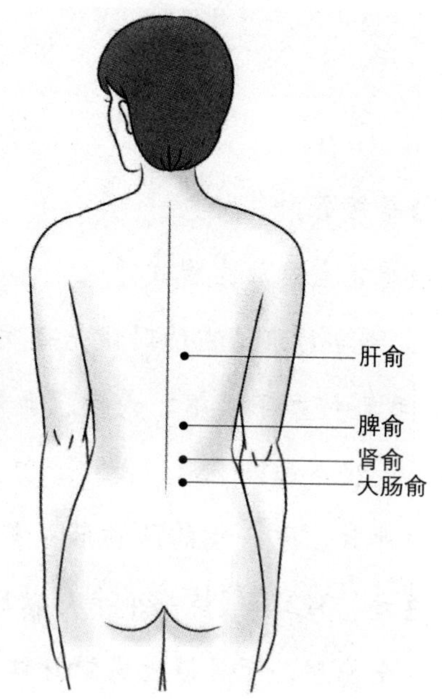

背部穴位按摩，需要他人帮助。患者采取俯卧姿势，让他人沿脊柱两侧按摩10分钟左右，重点按摩这四个穴位。

健康案例

案例一：张某

练习“312”，我一个月减去了18斤

我从3年前开始体重骤增，服用过多种减肥药品，试过多种减肥方法都不见效。肥胖导致周身乏力、气短、胃酸倒流、关节疼痛、全身水肿，活动异常困难。由于尝试了无数种减肥方式，都没有什么效果，我几乎放弃了治疗的希望。听了祝老师的讲座之后，我抱着最后一试的想法开始了312经络锻炼法的学习。因为我是心脏病患者，所以我加大了锻炼的力度，每次锻炼都在半个小时到1个小时之间，而且随时按摩穴位。每次开会的时候或和别人谈话的时候，我都是按着内关穴。

我的锻炼重点是放在腹式呼吸上，经过刻苦的练习，每1分钟练4～6次，到学习班结束的时候是2次。除了“312”锻炼法中的3个穴位，我还按摩了天枢、大横、曲池穴等穴位。在每日穴位按摩的基础上，我再加以下蹲、慢跑、打太极拳的锻炼，竟然产生了意想不到的疗效。原来我的腰和肚子都挺得大大的，走路像鸭子，很难看。通过”312”锻炼一个半月以后减去了18斤，过去穿不了的裤子现在全能穿，而且最近感觉身体状况也越来越好。我有信心用312经络锻炼法，把体重继续减下去。

案例二：马清和，89岁

“312”使我侄女的血压恢复了正常

我自1992年接受“312”受益之后我就到处宣传，并自费印“经络锻炼与健身”成百份分送。我的侄女雷荣翠73岁，看了我的材料，又适逢中央一台《夕阳红》节目播送祝教授亲自传授“312”。她仅仅用了一个多月的时间，她那过度肥胖的身躯，不知不觉恢复了正常。原先她两条大腿肉贴肉，步履维艰，减肥后行走方便，轻松地上下楼。又隔一个多月，即运用“312”两个多月后，长期困扰她的高血压病，一天也离不开服药的头痛、腿软等痼疾，霍然而愈，血压回归正常。这真是奇迹。

“312”健康问答

问：3 个穴位按摩的时间是否也应因人、因病而异？

答：按照标准方法，一般人每个穴位每次 2 分钟，能够保持“气”感即可，但对不敏感的人或患者，时间就应当延长。例如对心绞痛患者应当长时间按摩内关穴，直到症状消失为止，而且也不止是一天按摩 2 次。

问：抓住哪几个环节，就能保证“312”有效？

答：提高 312 经络锻炼法的疗效，有三大环节：第一是认识提高，观念转变；第二是要有信心，坚持到底；第三是方法不断改进，找到自己防病治病的“312”，逐步停止用药。

第四章

健康生活“312”

健康的生活，任何年龄段的人都需要。无论是爱美的年轻女性、为生活奔波劳累的年轻人还是垂垂老矣的老年人，他们都希望自己健康快乐地活着。可是很多时候这个愿望在疾病、病痛等因素的影响下变得无影无踪。这时我们就应该拿起“312”的健康武器，祛除病痛，找回我们的健康生活。

女性美丽“312”

无论是治疗疾病还是美容健体，都应该从我们的身体出发，而不能本末倒置。所以，女性想要健康美丽，当然不能片面地依靠化妆品。只有通过经络锻炼，全面激发自己身体的活力，这样得到的健康美丽才是真正的健康美丽。

● 爱美之心，人皆有之

俗话说“爱美之心，人皆有之”，对于我们广大女性来说尤为如此。我们现在满大街的美容院是越开越红火，各种各样的护肤品也是层出不穷，你随便进哪家超市，这些都已经成了日常必需品。可遗憾的是，这些化妆品也好，护肤品也好，大家用来用去，把妆一卸或者是停止使用一段时间护肤品，皮肤是怎么样还是怎么样，并没有得到根本性的改善。比如说肌肤不够白、皱纹太多、体重太重、胸部不够丰满、身体赘肉太多等，这些问题照样对大多数女人有困扰。

从中医学角度来看，无论是肌肤不够白还是身体有赘肉，都是经络不通畅、气血不活导致的。尤其是皮肤，“肺主皮毛”，一切皮

中医讲“肺主皮毛”，皮肤问题说到底都是肺部功能不强导致体内循环不畅而引起的。

肤问题其实说到底都是肺部功能不强导致的体内循环不畅。通过穴位按摩和腹式呼吸，能够有效增强肺部的功能，从而从根本上调节人体内的气血循环，解决困扰女性的皮肤、皱纹以及肥胖等问题。

- **“312”美白靓肤法**

美白靓肤

女性的肌肤之所以不够美白，除了先天的因素之外，很大一部分原因是因为色素沉着，停留在了皮肤里面。色素为什么沉着呢？说到底还是因为经络不够通畅，影响到了色素的排出。所以，要想美白，首先就必须让你的经络通畅，否则任何的美白手段都不能真正达到目的。

“312”经络锻炼美白靓肤法

（1）按摩合谷、足三里穴，每天2次，每次每穴100下。

（2）每晚做腹式呼吸5分钟，下蹲运动20～50次。

辅助按摩

按摩鼻旁迎香穴，眼下边的承泣穴、四白穴，嘴角地仓穴，能够缓解皮肤粗糙，去除色素，达至美白。方法是每天1次，每穴按摩50下。

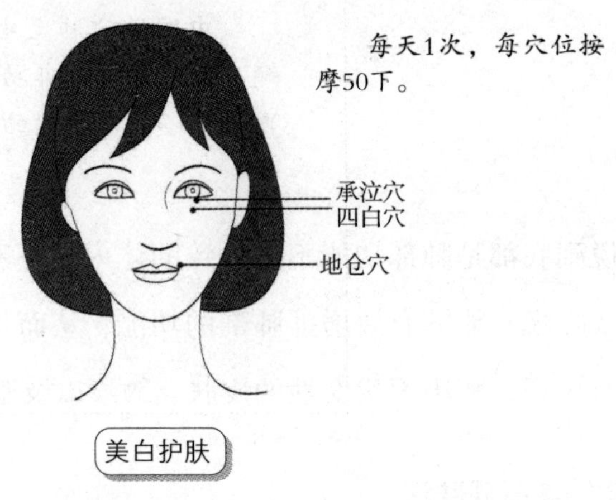

美白护肤

- **“312”防皱去皱法**

女性一旦脸上有了皱纹，就意味着青春年华已经失去。不管这个女性的真实年龄有多少，皱纹将会掩盖一切。所以说，女性要想保持美丽、年轻的形象，防皱去皱迫不及待。那么该如何做呢？

可以用“312”经络锻炼防皱去皱法。

（1）重点按摩合谷、内关、足三里这3个穴位，每天2次，每次5分钟。每天早、晚各做一次腹式呼吸，每次5分钟。

（2）两条腿运动，可以慢跑、散步，要每天保证30分钟。

辅助按摩

按摩两眉中央的印堂穴，眉中上边的阳白穴，鼻旁迎香穴，目下的四白穴，胳膊肘上的曲池穴，脚踝上的三阴交穴。每穴按摩100下。

腹式呼吸增加到每次 10 分钟
非常有助于减除多余脂肪。

- **“312”美体减肥法**

在“瘦美人”审美观念的流行下，很多女性朋友开始减肥。适当的减肥不仅能让女性变得更加漂亮，也能让女性的身体变得更加健康。可遗憾的是，十之八九的女性都没有减肥成功，即便短时间里成功了，时间长了，也会出现反弹现象。原因就是这些人并没有掌握正确的减肥方法。

- **“312”经络锻炼减肥法**

（1）选取 312 经络锻炼法中的 3 个穴位进行重点按摩，可以每天进行 3 次，每次 10 分钟。

（2）腹式呼吸也增加到每次 10 分钟。

（3）如果各种条件允许的情况下，可以将下蹲运动改为慢跑。（可参照减肥的“312”疗法一节）

辅助按摩

点揉双侧天枢、大横、曲池穴各 100 下；点按双侧阴陵泉、丰隆、太冲、三阴交穴各 1 分钟。手法由轻到重。

● “312”美乳丰胸法

圆润、坚挺的乳房是每一位女性梦寐以求的。但是现实情况下很多女性并没有如愿以偿，所以很多女性开始想方设法做各种各样的事情达到丰胸美乳的效果。很显然，效果也是非常有限的。原因也是一样：方法不当！

● “312”经络锻炼丰胸美乳法

（1）做两条腿下蹲运动，每天2次，每次50下。

（2）按摩内关、合谷、足三里穴，可以疏通经络，条畅气血。每天2次，每次10分钟。

（3）每天坚持做腹式呼吸5分钟。

辅助疗法

（1）做扩胸运动，每天3次，每次10下，可伸展、增厚胸肌，促使乳房丰满。

（2）双膝跪地，两臂伸直撑于身体两侧的地面，然后向前做屈臂动作，一直弯曲到下颌和胸部贴地为止，每次10下。

（3）仰卧，头、脚、两臂不离地，身体向上提起，使臀部离地，并保持2秒，每次10下。

（4）站立，先举起左侧手臂，尽力向上伸直，同时左腿向下伸直，持续5秒种后，换右侧手臂及右腿，方法相同。

- **“312”去除腿部赘肉法**

对于希望自己有线条优美、修长结实的双腿的女性来说，赘肉是最不能容忍的事情，因为腿部赘肉过多、大腿及小腿粗细不均匀都会影响美观。甚至对于很多女性来说，腿部赘肉过多就会让人产生一种“短腿”、“侏儒腿”的错觉，严重影响了整体形象。

- **“312”经络锻炼美腿法**

（1）指压内关、合谷、足三里穴各120下，每天早、晚各1次。

（2）做两条腿下蹲运动，每次50个，每天早、晚各1次。

（3）做腹式呼吸5分钟，每天早、晚各1次。

辅助按摩

指压承扶、委中、承山、三阴交、血海穴各100下，每天1次。

除了这些之外，我们还可以通过日常调护来增强效果，方法如下：

（1）坚持有氧运动，如行走、骑自行车、越野滑雪、爬楼梯等。

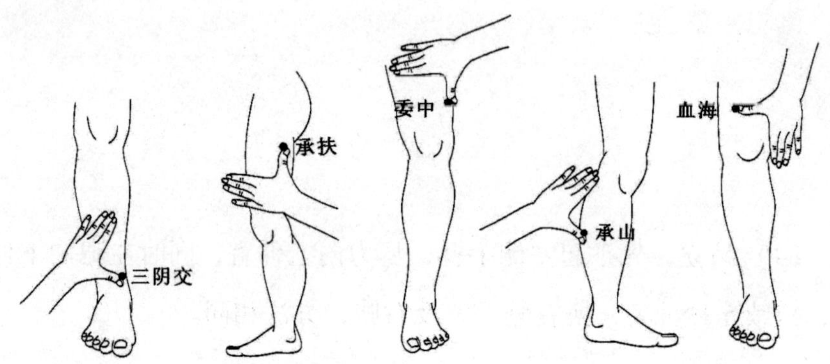

（2）在饮食上要做到低脂肪与高纤维相结合。例如，多吃些蔬菜和水果，少吃富含脂肪的食物，如快餐、肥肉等。

“312”健康问答

问：“312”经络锻炼是不是女性保持美丽的最有效途径？

答：是的。因为“312”锻炼法是真正从我们身体出发来保持美丽的方法，而不是单单靠节食、涂抹化学药品等。在此我们要记住一点：无论是治疗疾病还是美容健体，都应该从我们身体出发，而不能本末倒置。

问：“312”锻炼法辅助锻炼法是不是结合起来更有效？

答：是的。“312”锻炼法是基础，辅助锻炼法是增强效果的，只有两者互相结合，才能让效果来得更快、更明显。

问：什么人需要做“312”？

答：什么人都需要。因为只要想有健康的身体，就必须有经络活动。“312”是最简单、有效的保健法。

上班活力“312”

失眠，腰椎颈椎病，疲乏……这些本来是人到老年肢体及器官老化之后才会慢慢体现出来的症状，在当前年轻人里面是越来越多了。经过我们近 20 年的实践证明，只要认真做好“312”，上述问题都能够很快得到缓解。

对于年轻人来说，上班是事业的起点，也是生存的保障。从某种意义上来说，如何上好班不仅仅关系到自己经济方面的收入，也关系到自己事业的发展。那么如何才能上好班呢？从年轻人的身体方面来考虑，就是要保持充沛的精力。如果因为工作而损伤了自己的健康，那肯定是得不偿失的。

那么如何才能让年轻人保持活力呢？主要可以从以下几个方面入手。

- **“312”消除疲劳法**

现代的职场生活竞争压力大，无论是脑力劳动还是体力劳动，都需要付出很大的努力才能做好，所以“身心疲惫”是对上班族精神状态最好的概括。

若是身体疲劳，可在早晨起床后，或者午饭后等体力比较好的时候进行锻炼。

人一旦疲惫，就会导致一系列的问题。比如，过度的体力和脑力劳动皆可消耗机体本身的能量，并产生代谢物质，导致身体各组织器官的功能下降，血供不足，淋巴回流不畅，造成机体能量和营养物质的缺乏，出现身体酸痛不适、头晕乏力、懒言、局部肿胀等功能低下的症状。

那么出现这种问题我们该怎么办呢？很简单，用“312”经络法来调节。

- **“312”经络锻炼消除疲劳法**

(1) 由于人体已经感觉很疲劳，可由他人帮助按摩合谷、内关、足三里等穴各2分钟，并刺激这3条经脉。

(2) 腹式呼吸能够很好地调节人体的睡眠，并且有效地缓解肌体的疲劳。因此在睡觉前可缓慢进行腹式呼吸，直至睡着。

(3) 至于下蹲，可视自身体力而定。例如早晨起床之后，中午饭后，都可以适当地进行下蹲锻炼。

辅助按摩

缓解疲劳必须对全身各个部位进行按摩。

(1) 头部：点按印堂、太阳、百会、风池穴，每穴按摩半分钟。

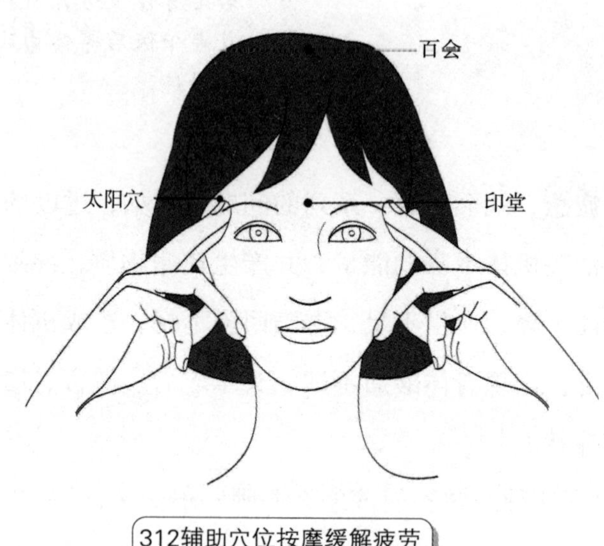

312辅助穴位按摩缓解疲劳

（2）肩部：点按肩井、肩髃、肩谬穴，每穴按摩半分钟。并从肩部的内外两侧，向下抓揉到腕指部。如此反复5次。

（3）胸腹部：斜擦乳下方半分钟，点按膻中、中脘、气海、关元、天枢穴，每穴按揉半分钟。

（4）腰背部：沿脊柱两侧进行推抹，点按肺俞、肝俞、肾俞、命门穴各1分钟，最后拍打全背。

（5）腿部：点按环跳、风市、委中、足三里、三阴交穴各1分钟，双手虎口扶持大腿上，从上往下推，如此反复10次。

（6）脚部：按揉涌泉穴1分钟。

• "312"改善睡眠法

劳累了一天之后，睡眠是恢复身体活力最好的方式。一旦睡眠

引起睡眠不好的原因有多种，比如血液滞留脑部、心中有杂念、身体素质不好等，但都可以通过“312”来改善。

不好，影响日常的生活和工作。我们时不时可以听到这种消息：某国火车驾驶员就是因为白天睡觉，而导致了火车翻车的事故，不仅害了自己，还害了一车的乘客。睡眠不足已经成为当前的社会问题。

晚上睡不着、白天睡不醒的现象比比皆是。很多人都觉得这仅仅是生物钟没有调好，其实不然，引起睡眠不好的原因有很多，比如血液滞留脑部、心中有杂念、身体素质不好、不能深度睡眠等等。但是无论有再多的原因，都可以通过312经络锻炼法来获得改善。

- **“312”经络锻炼改善睡眠法**

每天除了正常做“312”经络锻炼外，还应该在睡前增加腹式呼吸的时间，即在睡觉前排除杂念，做腹式呼吸，每分钟5~6次，时间应保证在5分钟以上。敏感的人首次即可见效。失眠是因为紧张、兴奋等因素使自主神经失调，交感神经兴奋，致使血液淤滞头部，而不易进入睡眠。做腹式呼吸可引血下行，到达丹田（腹部），使振奋的精神镇静下来，快速进入睡眠状态。具体的还可以点按手上的神门穴，足部催眠穴各1~2分钟，轻轻按揉耳部神门1~2分钟。

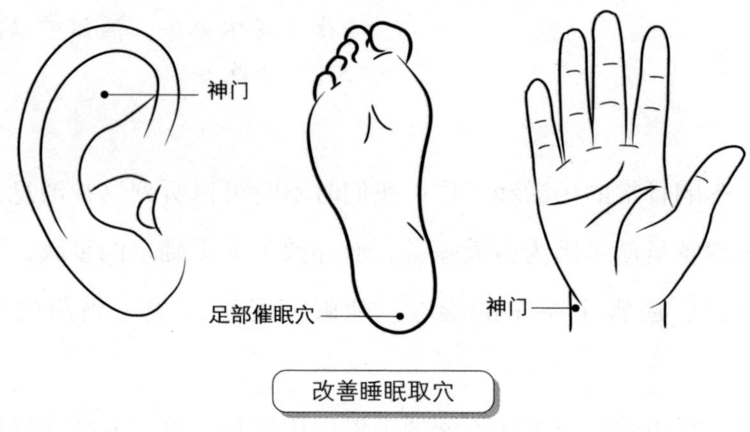

改善睡眠取穴

- **“312”缓压、解压法**

人一旦处于紧张压力之下，就可能会出现一些错误；一旦出现错误，很可能就会起连锁反应，影响正常的工作。可是，在这种竞争无处不在的环境之下，我们又怎么能避免紧张和压力呢？我们唯一能做的就是通过自己的努力缓解紧张和压力，达到平息心情的目的。

- **“312”经络锻炼缓解压力法**

每天按时做腹式呼吸，对于缓解持续的精神压力非常有好处。在突发的紧张场合，如考试前、讲演前等，做几次深呼吸也有助于缓解紧张。

辅助按摩

（1）按揉百会、膻中、涌泉穴各 1 分钟。

（2）以搓热的双手分置于面部两侧，上下来回搓热，然后从前发际向后发际梳理头发20次。

（3）以双手小鱼际沿同侧小腹部向下斜擦20次。

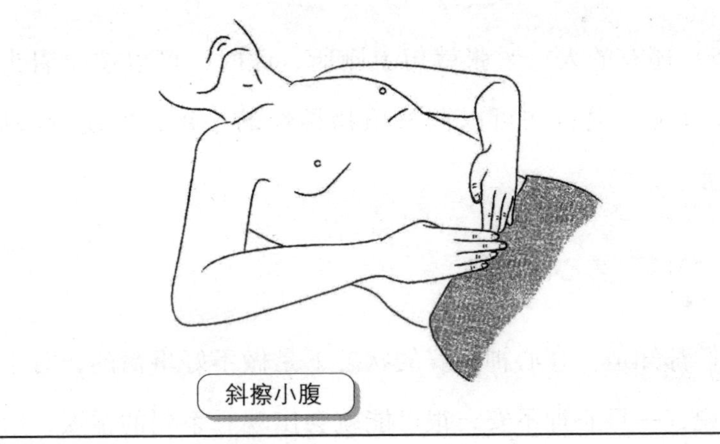

斜擦小腹

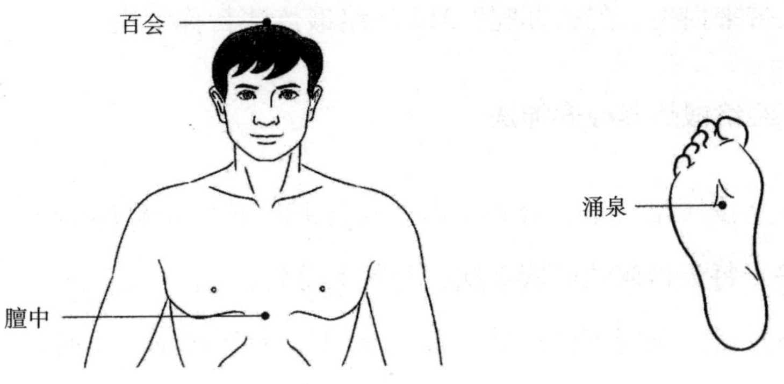

（4）有的人在公众场合讲话时，常常会感到很紧张，可以通过按揉手部的腹腔神经丛反射区1～2分钟，缓解紧张的情绪。

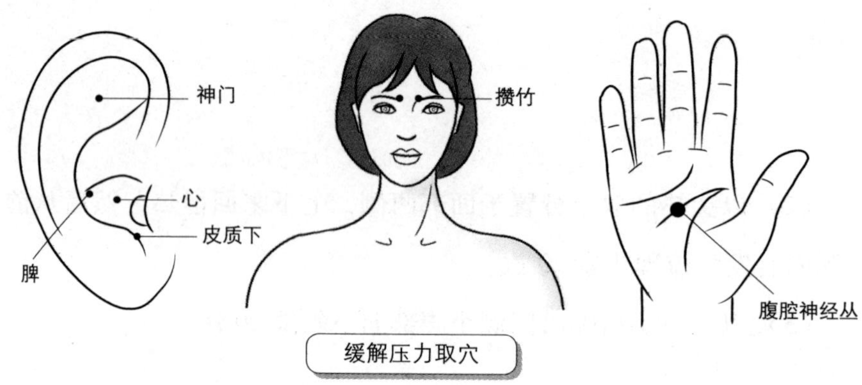

缓解压力取穴

（5）还有的人一紧张就想上厕所，此时，可以按摩眉头攒竹穴1～2分钟。攒竹穴可以调整植物神经的平衡，促使身心愉快，缓解紧张。

- **“312”养心安神法**

我们都知道，在心神不安的状态下是做不好事情的，对于职场人士来说，一旦心神不安，很可能就会出现一系列的错误，给企业和个人带来损失。怎么办呢？312经络锻炼法帮你解决。

- **经络锻炼养心安神法**

（1）按压足三里、合谷、内关穴各120下，每天1次。

（2）每天做腹式呼吸2次，每次5分钟。

（3）做两条腿下蹲运动，每次50下，每天睡前1小时做。

辅助按摩

（1）按揉百会、神门、涌泉穴各1分钟。

双手十指微屈，以指端或指腹自前发际向后发际做梳头发动作，可益智健脑。

（2）以拇指、食指夹持对侧中指指尖，稍用力按捏数次，左右手交替。

（3）以十指尖轻轻叩击头部50次。

- **“312”益智健脑法**

大脑是人类行为的指挥、协调、控制者，由于各种各样的原因，很多人使大脑处于疲劳状态而加速大脑的衰老退化，从而在精神、记忆、智能等方面出现退化。因此，怎样增强记忆、提高智能，是职场人士最希望得到的答案。

- **“312”经络锻炼益智健脑法**

（1）按压合谷、内关穴各120下，每天1次。

（2）每天做腹式呼吸2次，每次3～5分钟，最好是平卧做，可使血液尽快向大脑供应。

辅助按摩

（1）自我选取印堂、太阳、风池、百会、神门穴，每穴按摩3分钟。

（2）双手十指微屈，以指端或指腹自前发际向后发际做梳理头发的动作。如此反复30次。

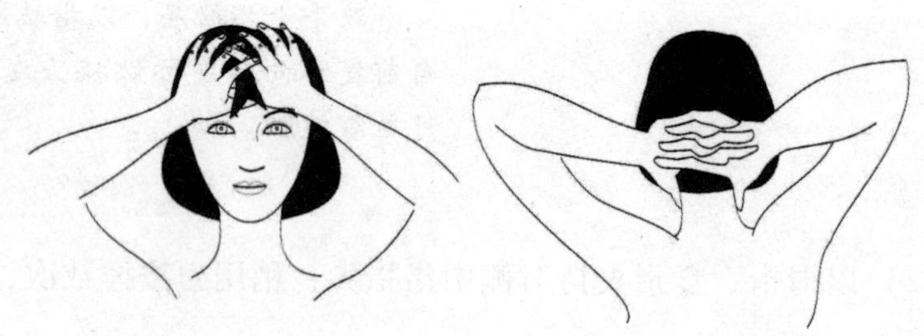

双手十指微屈，以指端或指腹自前发际向后发际做梳理头发的动作。如此反复30次。

以双手手指交叉抱于颈项，然后尽量向后伸颈10次。

（3）以双手手指交叉抱于颈项，然后尽量向后伸颈 10 次。

（4）双手拇指点按太冲穴 2 分钟。

（5）轻轻叩齿 100 次。

- **“312”颈椎病防治法**

对于现在的年轻人来说，广告里面所说的“腰酸、背疼、腿抽筋”已经不再是一个笑话，更不是老年人专有的。由于当前工作压力加大，加上工作日益依靠电脑来完成，这样直接就导致了大家腰椎、颈椎产生一些变化，上面所说的问题已经越来越有低龄化的趋向。现在去网吧这些地方，尤其是在一些偏远地区，那些五六岁、七八岁的小孩子，玩电脑打游戏都能够一下子玩很长时间，这对身体的损伤是很大的。

要改变这种状况，首先要改变生活习惯。上班族可能一整天趴在电脑前面，到了下班回家，随随便便吃几口饭，就又趴回电脑前。长期这样的话，身体肯定是要出问题的。不改变生活方式，神仙也救不了。当然，如果你经常进行“312”经络锻炼，对缓解颈

右手掌置于颈后左右往返横向摩擦透热能够防治颈椎病。

椎病肯定是有好处的。

- **"312"经络锻炼防治颈椎病法**

（1）做两条腿下蹲运动，每天2次，每次50下。

（2）按摩内关、合谷穴，可以疏通颈部经络，条畅气血。每天2次，每次10分钟。

（3）用两手拇指指腹同时按揉两侧风池穴各10下，局部要有明显的酸胀感或酸痛感。

（4）用中指指端按揉第七颈椎旁各100下，左手按右侧穴位，右手按左侧穴位，局部要有明显的酸胀感。

（5）右手掌置于颈后部，左右往返横向摩擦透热。

辅助疗法

（1）前屈后伸：头尽量前倾，使下颌抵到胸口；再使头尽量后仰，使前额、鼻尖呈一直线。

（2）颈臂相争：双手十指交叉放于枕后，头用力后伸，双臂尽量向前对抗。此方法尤其适合长期低头工作者。

（3）左顾右盼：将头轮流向左右旋转，用力适度，动作缓慢，幅度要大。

（4）颈部环绕：将颈部顺时针或者逆时针方向转动。

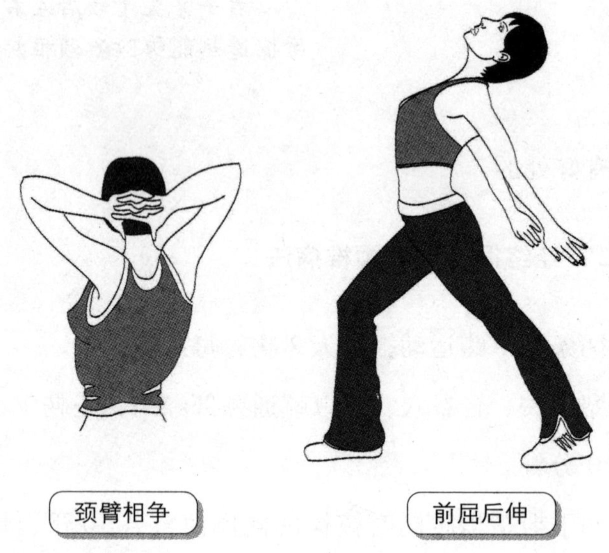
颈臂相争
前屈后伸

“312”健康问答

问：为什么312经络锻炼法也应当在儿童和青年之中普及推广？

答：儿童和青年虽因年龄优势和运动量较大，经络比较活跃，比较健康少病，但是也不免会得病，尤其是这个时期的常见病：近视、肥胖、失眠和生殖系统等疾病。312经络锻炼法同样能防治这些疾病，并为今后一生身体健康打下良好基础。有人建议，要在全国实行“312”经络广播体操，这是个好办法。

问：为什么当代人类不了解经络是一种愚昧无知，也是一个悲剧？

答：经络学说是2500年前中国先哲对人类伟大的贡献，是使人类走向幸福健康长寿的明灯，是人人百岁健康的真理。但是直到2500年后的今天，人类对经络仍然知之甚少，甚至毫无所知。尤其是这一真理已经逐步被现代科学所证实，但仍然未能被有关部门重视。应当说，这是一种愚昧无知现象，也可以说是一个悲剧。我们相信，悲剧即将终结。

问：312经络锻炼法到底是“方法”还是“理论”？

答：312经络锻炼法既是“方法”，又是“理论”。“312”是用3种操作去锻炼经络，这些操作当然是方法，但是“312”每一种操作又都是根据经络控制人体功能的理论而进行的，所以在操作过程中必然联想到“经络理论”，效果自然提高。

老年快乐“312”

活得长并不一定就是活得幸福。我们“312”提出的一个口号就是：要让人人能够生活自理地活到100岁！这才是真正的健康长寿。有这种生活，你才会感觉到乐趣。

●“312”要让人人能够生活自理地活到100岁

现在老年人的平均寿命是越来越长了，这肯定是值得高兴的，说明我们社会在进步。但是，寿命长了却不一定就代表健康，有些人就是在病床上从六十多岁熬到八十多岁。这种老年生活，怎么可能健康快乐？

所以我们“312”提出的一个口号就是：要让人人能够生活自理地活到100岁！这才是真正的健康长寿。有这种生活，你才会感觉到乐趣。很多的老年人都有手脚冰凉、下肢麻木、老年性皮肤瘙痒等不适感，该怎么办呢？除了有些特殊病症需要寻医问药之外，所有的这些问题，我们“312”都管，都能够帮你解决。

●“312”缓解手足冰凉

很多老年人都反映，自己常年都是手足冰凉的，即便夏天也是

手足发凉是末梢循环不好所导致的，在老年人群体里面，冬季表现尤为强烈。

如此，冬天就更不用说了。这是末梢神经不好的一种典型表现。有研究表明，末梢循环不好就会导致手足发冷。经常做“312”经络锻炼能够促进血液循环，缓解手足冰凉的症状。

- **“312”经络锻炼缓解手足冰凉法**

（1）按摩内关、合谷、足三里穴各 120 下，每天早、晚各 1 次。

（2）做两条腿下蹲运动，每次 50 个，每天早、晚各 1 次。

（3）做腹式呼吸 5 分钟，每天早、晚各 1 次。

辅助按摩

（1）经常搓手或双手在各个方向相互敲击，或用搓热的双手按摩耳朵和脸颊等部位，能促进血液循环，缓解手部冰凉。

（2）临睡前，先用热水泡脚约 30 分钟后，按揉双脚足心涌泉穴各 120 次。

（3）用双手掌揉搓命门穴和左、右肾俞穴各 100 次，可以缓解脚部冰凉。

- **“312”祛除老年斑**

老年斑的现象在老年人身上非常常见，虽然这对身体没有直接

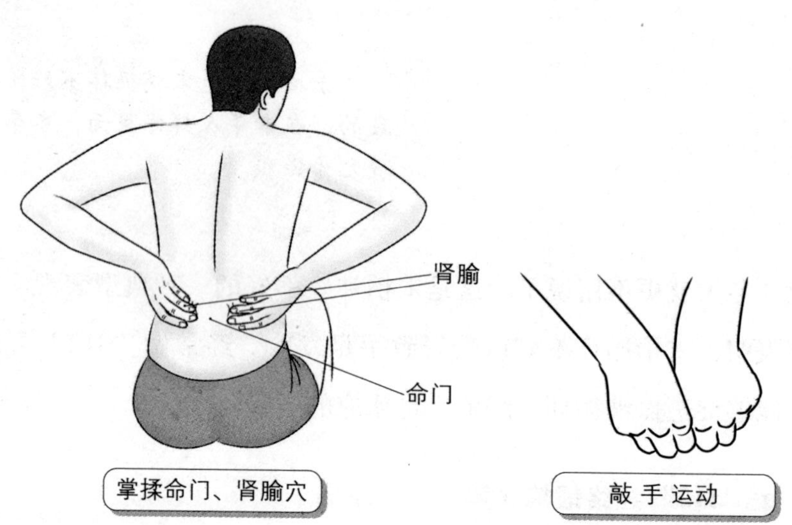

掌揉命门、肾腧穴　　敲 手 运动

影响，但是却影响到美观，影响到老年人的爱美之心。同时，这也是身体出现疾病的征兆。经常做“312”经络锻炼能消除老年斑，也能防患疾病于未然。

- **“312”经络锻炼消除老年斑法**

（1）按摩合谷、内关穴，每次每穴 120 下，每天 2 次。

（2）做腹式呼吸，可调动腹部 9 条经脉线，促进血液循环，达到去斑的目的。

辅助按摩

用右手轻拍左手背，再换左手轻拍右手背，拍 2 ~ 3 分钟，再相互推摩按揉手背各 60 下。每日数次。

- **“312”防治手麻、手颤**

手麻、手颤现象在老年人身上也比较常见，严重的将会影响到老年人的生活自理，不仅让使得老年人生活不方便，而且还容易导致一些事故的出现，比如烫伤、摔跤等。只要坚持“312”经络锻炼，这种现象就能得到控制，并且逐渐好转。

- **“312”经络锻炼防治手麻、手颤法**

（1）按摩内关、合谷穴，可以疏通经络，通畅气血。每天 2 次，每次 10 分钟。

（2）做两条腿下蹲运动，每天 2 次，每次 50 下。

辅助按摩

（1）手麻时用拇指指端点压外关穴 50 下，使局部有酸胀麻的感觉后，左右手交替进行。也可用拇指点揉上廉穴 3 分钟，使酸胀痛感蔓延整个手臂。此外，每天坚持用热水泡手半个小时，1 周后会有明显效果。

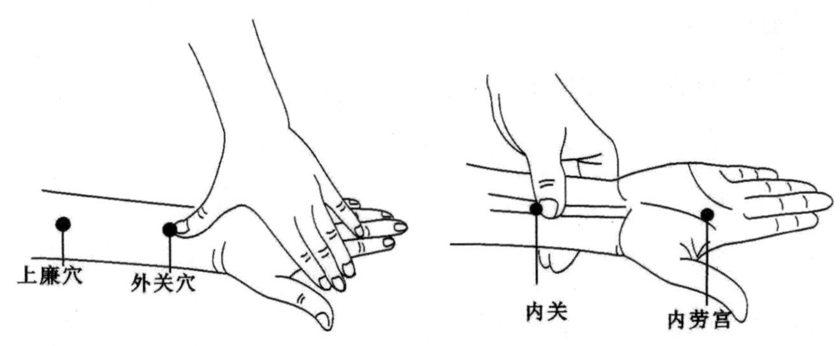

老年皮肤瘙痒症患者最好不要不停地抓挠，否则可能会引起指甲里的细菌感染伤口，带来更大的伤害。

（2）手颤时用左手拇指、食指在右手内劳宫、外劳宫穴，内关、外关穴相对按摩各100下。然后用右手拇指、食指按上法按摩左手穴位。按时有酸胀感为好，坚持下去肯定会有疗效。

- **“312”防治老年皮肤瘙痒症**

老年皮肤瘙痒症往往会引起皮肤红肿，如果不停地抓挠，可能会因为指甲里的细菌感染伤口，给自己的身体健康造成更大的伤害。所以老年皮肤瘙痒虽然是小病，但是并不能小看。坚持“312”经络锻炼就能彻底治愈这种疾病。

- **“312”经络锻炼防治老年皮肤瘙痒法**

（1）按揉内关、足三里穴各120下，每天1次。

（2）做腹式呼吸5分钟，每天1次。

辅助按摩

（1）拇指按揉三阴交、血海、曲池穴，顺时针、逆时针方向各20次。

（2）用一手拇指指端逐个按压另一手，主要集中在第2、3、4、5指掌面近端指关节的横纹中点的四缝穴，再按顺时针方向按摩上述各穴20次，每天早、晚各1次。

• “312”防治下肢麻木

老年人一旦出现下肢麻木的情况，就会影响到行走，从而影响到全身性的运动，不仅给自己的生活带来了不便，也给自己的健康埋下了隐患。

• “312”经络锻炼防治下肢麻木法

（1）按摩足三里穴，可以疏通经络，畅通气血。每天2次，每次10分钟。

（2）做两条腿下蹲运动，每天2次，每次50下。

（3）用热水浸泡双脚20分钟后，用手往返按摩小腿皮肤，点按委中、承山、解溪穴。

• “312”防治老寒腿

老寒腿是老年人常见的疾病，特别是一到冬天，睡一觉起来腿还是冷的。一冷就会出现疼痛的感觉，同样会影响到自己的行走，也同样会给自己的身体健康带来一定的影响。

按摩足三里，可以疏通经络，
畅通气血，防治老寒腿。

- **“312”经络锻炼防治老寒腿法**

（1）按摩足三里穴，可以疏通经络，畅通气血。每天2次，每次10分钟。

（2）做两条腿下蹲运动，每天2次，每次50下。

辅助治疗

（1）用手扶墙或桌子，分别单足站立10秒钟，左右交替20次。再用脚跟踢自己的臀部各20次。

（2）端坐，伸直双腿，双手由大腿根部挤压至足踝根部，再反方向挤压回到大腿根，反复数十次，点按血海、膝眼、阴陵泉、阳陵泉穴。

- **“312”防治老年性功能障碍**

人到老年，性功能逐渐减弱，适时、适度地按摩可以增强性功能，做“312”经络锻炼也可以帮助刺激身体各经络，以恢复平衡。

- **“312”经络锻炼增强性功能法**

（1）坚持做腹式呼吸和两条腿下蹲的运动。

（2）按摩内关、合谷、足三里穴，每次每穴120下，每天

2 次。

辅助按摩

（1）双手掌重叠，从剑突向下推腹至耻骨联合，反复 36 次。

（2）按摩肚脐下边的关元、气海穴各 100 次。双手搓捻阴茎 100 次，早、晚各 1 次。

（3）双手外劳宫穴（手背）紧贴背部双肾俞穴，手指放松，微屈，按摩 30 次，速度不宜过快，要稍用力缓慢进行。

（4）两手掌搓热后分别轻握住两侧睾丸，揉捏 50 次。

（5）用拇指和食指掐捏跟腱处（太溪、昆仑穴），边按边压，上下移动 5 ~6 次，每天 2 次。

"312"健康问答

问：下蹲为什么是适合中老年人的体育锻炼？

答：原因：①不受场地时间的限制，在室内就可以锻炼；②老年人可以扶着桌、床、椅练习，安全可靠；③长期锻炼，能感到自己的进步。

问：为什么中老年人更需要做"312"？

答：中老年人衰老是客观存在的，又缺少运动，只有加强"312"才能抗衰老。

问：什么叫作"新'312'"经络锻炼法？

答："新'312'"是对近年来原有的"312"的不断总结与提高，总的目标是"百病除，百岁康，传万家"。主要内容是：①要灵活应用，不断改进，认真找到解决自己疾病的"312"。②提高信心，坚持锻炼，不断提高自己的精力、体力、免疫力和脑力，以保证百岁健康。③把自己的受益传给别人，让人人、家家健康百岁，为祖国争光，为人类造福！

第五章

寻找自己的“312”

要想让“312”经络锻炼效果明显，就必须找到属于自己的“312”。因为每个人的身体状况都是不同的。中医也讲究“辨证施治”，我们只有根据自己的身体，摸索出一套适合自己的“312”，这样才能够达到更好的效果。

持之以恒，坚持就是胜利

有很多“312”练习者也是一样，有病的时候很认真地练习“312”，病好了就松懈下来了；要不就是练习几天没看到效果，就心灰意冷，不愿意再努力。这些都是很不好的，成功还是贵在坚持，不能“三天打渔两天晒网”。

● 改变观念，相信经络是科学

我们在平时生活当中，大家都知道有病，要去看医生，到医院去，吃药也好，打针也好，做手术也好，或者是其他的一些什么办法，大家认为这都是治病的手段。那现在这个 312 经络锻炼法，有的人就会怀疑：这到底是一个养生保健的方法，还是一个治病的方法？

其实这也是我经常考虑的问题，我相信也是我们老百姓经常考虑的问题。你这“312”能那么神吗？老百姓会问这个问题。可是，我的信心是很强的。“312”确确实实是我们祖先伟大的发现，它的关键就是身上有经络。你首先得相信人身上有经络，才可能去锻炼经络，才能接受 312 经络锻炼法，这就是一个很大的转变。

任何动作真正掌握要领都不太简单，都需要反复的实践和不断的摸索。

所以我觉得这是第一点，首先，在你过去不了解经络的时候，不知道经络是在你身上确确实实存在的。这种前提下，你现在认识到真正有一个经络系统，是专门防病治病的这么一个控制系统。我觉得这是认识上的一个大转变。

● 任何动作，掌握要领都不太简单

第二点，你还得认识到这个 312 经络锻炼法是实实在在的，不是随随便便讲一讲的，你得实践。你不实践，不认真地把这穴位找准，找不着这个得气的感觉，找不着这个酸麻胀的感觉，这个经络没活跃，那这 3 个穴位的按摩效果恐怕就值得怀疑。再有，还得认识到，要想做好腹式呼吸，也不是那么简单。看来虽然简单，也不打针，也不吃药，也不做手术，就是希望胸部不要动，用腹部的肌肉吸气、呼气、吸气。这样一个动作，你要做得很准确，也不容易。

体育锻炼虽然容易，可是有人也嫌它麻烦，干嘛没事儿练下蹲呀，待着不好吗？可是，这样会有问题。所以我就觉得，“312”虽然是很简单，但是要认识到，这不是一个简单的想做不做的问题。您得知道，要想健康长寿，您不去做“312”经络锻炼的话，长寿实际上是达不到的。其他方法也许能把您的病治好，可那是暂时

的，不是根治。

不是说西医不能治病，比如降压药就能降血压。可是它到底把高血压治好了没有？它没有，否则为什么你第二天还要吃药?！那么，现在你学会了这个“312”，特别是你把腹式呼吸做好了，你不需要吃药，你血压也能维持正常。这是成千上万的人都达到的效果。所以你得认识到“312”确确实实能治病。你要一时认识不到，也没有关系，不妨一试。

所以我觉得，当前最重要的问题，就是认识上要提高。有经络，经络能治病，你不妨试一试。试试，你血压下来了，你自己就相信了。或者是你的亲朋好友通过“312”练习血压下来了，血糖下来了，那你就相信了。但是，你得要实践它。你认识了以后去实践，这是第二点。要正确地认识，正确地实践。

• 没病也要坚持练习，等到有病就晚了

第三点呢，你还得坚持。刚才我也说了，确确实实我每天都做，习惯了。但有的人在外面累了一天，就把这个“312”忘了。为什么有时候就把它忘了呢？还是没有认识它的重要性。到底“312”能不能保证我百岁健康呢？他还是认识不到。所以，他一懒、一累，就给它搁下了。这可能和我们的观念有很大的关系。一

练习“312”实际上并不耽误你的时间，也不耽误你的工作，就是费了点事，但这也是值得的。

般有病在身，或者说症状很严重的人，特别希望抓住这个救命稻草的时候，肯定对这些无论是什么方法，只要是能够治病的，对身体有好处的，肯定都是非常重视的。

有的人可能会说：“我反正没有病，我干嘛坚持，非要让自己那么辛苦呢?”

这也是一个认识的问题。我想，人是有思想的，您现在活着在这个世界上，您总想活得健康，活得更好一些，活得更长久一些，对人类的贡献能更大点。人人都有这种心理。特别是有了病以后，更愿意能够把这个长期治不好的病治好。

没有病的人，也希望家里能够和谐，能够不要有病。一个人得了病，全家人都不和谐。我想大家经常在一起谈谈“312”，就会有好处，观念逐渐就会转变过来。因为实践“312”实际上并不耽误工作，也不浪费时间，就是费了一点事，可费这点事也是值得的。

也就是说，要有信心。我就是想要学“312”的人，能够更好地过好下半生，过得更好、更快乐、更幸福、更健康。有这样愿望的人，他容易接受“312”。这也是认识上的一个转变。

• 改变观念，自己的病自己治

我就觉得这个认识的转变和实际的操作，两者是不可缺少，是

我们“312”就是要打破过去几千年有病就找医生，挂号、打针或者号脉、开方这个习惯。

互相补充的。怎样能够提高疗效，首先这是一个认识问题，也是一个实践问题。再有一个，我觉得还要宣传，宣传是很重要的。宣传，不但是说我们在电台、电视台上宣传，家庭里面也应该宣传。过去的习惯，我刚才也说了，有病的就找医生，挂号、打针或者是号个脉，开个药方，这是几千年的习惯。可是要“312”的话，就要打破这个习惯。

怎么打破呀？你该吃药，该到医院去看病，我们也不反对。可是，你自己的思想上要有一个警惕，不管你到哪里去看病，不要离开经络。你首先不要忘了经络，一旦你有病了，先想到自己身上有经络。我觉得这个观念也要转变，有了病以后，不一定马上就去找大夫，我自己先试试，不好，我再去找大夫去。所以“312”这里边，有一个重大的问题就是观念上要转变。

不过，我觉得还有一个问题。就是说，像一些重大的疾病，一些急症，紧急情况这个肯定不能说，马上先用“312”，还是涉及到一些类似急诊的病情，要等你的病情相对稳定下来了再用。

• 急症还是要看医生

我们并不排除该到医院去，病人有些急症，还是要到医院去看。可是我就那么想，你到医院看的同时，或者是你没到医院去以

“312”主要是预防和治疗慢性病，如果是有了急症或者是外伤，肯定还是要先去医院把病情给稳定住。

前，你就自己给自己治疗了。这里边说明一个什么问题呢？“312”有个大中心，它是大众的。它不需要专家给他号脉，也不需要专家给做化验。比如说我有点头疼脑热的，不管怎么样，我先按摩这个合谷穴，那好了就好了。或者是我一时心绞痛发作了，我赶紧就按摩内关穴，它就控制住了。

所以这里边有一个对“312”的认识问题。“312”是一个真正科学的、真正有效的、真正大众化的一种医疗保健方法，它既是医疗，又是保健方法。另外“312”还有几个特点，它没有任何副作用，这也是一个特点。还有，“312”不要钱。现在的医院，看病难，这是许多地方都存在的问题，医院不可能不讲经济效益呀。可我们“312”，不以盈利为目的。我们绝对不能说，在病人身上我们要想用“312”来赚钱，那是不许可的。所以我就觉得，对“312”的宣传普及还是很重要的。

对于希望学习和运用这种方法来锻炼的人来讲，还要注意一个问题，就是操作的方法。咱们一上来就讲了按摩怎么叫作正确，腹式呼吸怎么叫作正确，下蹲怎么样叫不要过量，不要出了偏差。这些都是这个“312”必须遵守的一些规则。我想这些东西好办，不好办的还是思想上的转变。我刚才说的这几个问题，实际上都涉及到要改变观念。因为过去千百年来咱们的习惯都是有病到医院找大

每个人的身体状况包括生活规律都是不同的，这就要求我们不能够千篇一律，要寻找自己的“312”。

夫，中医也要找大夫号个脉、开个方子。说我自己就能够治病，这个观念一时建立不起来。可是，这个观念我们需要逐步建立起来。

在平时如果就有病治病来讲的话，怎么能够通过“312”这种方法，提高它的疗效，也是我们大家更关心的一个问题。这里关键的问题是，每一个人要找的“312”是不一样的。虽然说“312”是3个穴位的按摩，一个腹式呼吸，还有两条腿的下蹲的体育运动，但是对于某一种病，对于某一个人，不一定都是千篇一律照办。这就是说，要找到自己的“312”。

健康案例

案例：王菊芬，79岁，女，学号：81

为什么我学了“312”，又丢了“312”？

12年前（1995年）因听说“312”能强身健体防治百病，我参加了第二期“312”学习班。我受益了，颈椎、腰椎不痛了，精力、体力都提高了。当时非常兴奋，十分感谢“312”。

后来因为家中有病人，家务事多，就没能坚持锻炼。2005年老伴去世了，我因心情很不好，终于病倒了，主要是腰椎间盘压迫坐骨神经，不但疼痛而且走路老往左侧倾斜，又经常感冒，吃药、输液也没管事。在走投无路的情况下，我才又想起了“312”的好处。

实践是检验真理的标准。从2005年11月我又重新制订我的“312”计划。每个穴位按摩200次，腹式呼吸30到60次，下蹲从二三十次开始到160次。我还做了一些辅助穴位，如涌泉、大椎等。我的身体一天天好起来了。大家有目共睹，现在红光满面，根本不像80岁的人。腰腿痛好了，走路正常了，几十年的便秘和痔疮好了，我又找到了第二个春天。我年轻了，就想到那些还不知道或不重视“312”的朋友们。我到处送书、送光盘，书包里永远带着宣传材料，走到哪里宣传到哪里。济南、青岛、胶州、上海等地，我都去过，一边送健康“312”，一边到老干部宣传站去教“312”，受到热烈欢迎。当听到很多人学了“312”病好了以后，心里由衷地高兴。

回想起来，我十分后悔为什么10年前我学了“312”，又没能坚持呢？为什么没能动员老伴和我一起练“312”呢？我想这还是因为旧习惯、旧思想的惰性在作怪。经络长在身上虽然是为了防病治病的，但如果不去锻炼他、让他活跃起来，就会失掉防病治病和保健作用，疾病就会乘虚而入。所以今后只要我活着一天，就应当健康一天，就要锻炼“312”一天。何况做“312”也并不费事，效果比吃药还快，又能一劳永逸，达到百岁健康，全家健康，何乐而不为呢！

案例二：谢某，男，66 岁

"312"经络锻炼法效果显著，我服了，真信了

1996 年 5 月体检时，发现我心电图 T 波倒置严重，定性为冠状动脉粥样硬化，陈旧性心肌梗死病，主要是在前壁。1997 年 11 月又犯心梗，当时我大汗淋漓，全身松软，脸色苍白，不能举手。经抢救治疗定性为二次心梗，主要是在下壁。1998 年 3 月又因胸闷憋气住院治疗。就在此时，我爱人介绍，312 经络锻炼法能治病强身。我抱着试试看的心理，出院后参加了第 13 期 312 经络锻炼法培训班，按祝教授和辅导老师教的方法进行自我锻炼。

3 周后我去海军医院做心电图检查，结果发现 T 波倒置现象没有了，供血情况良好，结论是心脏工作情况大致正常。当时我非常高兴。短短半个多月时间，就有了病情好转的效果，我确实相信经络有"行血气，营阴阳，决死生，处百病"的重要作用。现在我根据自己的情况，天天坚持经络锻炼，有几个月没吃药了。在此期间我还去红螺寺旅游，一直登到最高处的第二个景点，下山后什么事也没有发生，身体仍正常。312 经络锻炼法效果显著，我服了，真信了。

“312”健康问答

问：为什么对312经络锻炼法要有信心，要坚持到底？

答：“312”虽然简单易学，行之有效，但总是在生活中多了一件事。有的人一时做了没有见效，就有点信心不足，或是不愿改进方法去找自己的“312”。所以，这些人应在认识提高的基础上每天坚持做“312”经络锻炼，才能真正取得健身祛病的效果。

问：为什么病好后，每天还要做“312”？

答：经络只有锻炼才能发挥正常功能。一种病好了，不锻炼，又会出现其他经络的失常，还会再患别的病，本病也可能复发。经常锻炼才能永葆青春、百岁健康。

问：“312”的根本理论根据是什么？

答：“312”的根本理论根据就是中国古代发明创造的经络学说。经络学说就是保证人人百岁健康的真理。

每个人都有自己的“312”

“312”练习者里面，凡是效果比较好的，除了坚持之外，最为重要的一点就是：每个人都能够根据自己的情况，总结出一套适合自己的练习方式。我们很多“312”教学、治病的经验，都是我们的学员自己摸索出来的成果。

• 找到“痛点”

通过将近20年推广“312”，我们注意到一个特点：这些有效果的练习者都有一个共同的特点，就是坚持；还有呢，就是他们除了运用我们“312”进行锻炼之外，还都摸索出了一套适合自己的练习方式。比如有的练习者在按摩合谷、内关、足三里这3个穴位之外，还沿着自己的经络找到痛点，每遇到一个痛点就会进行按摩。这样的结合，加上持之以恒的坚持，最终控制了自己的病情。

我们在学习或者是运用任何一种锻炼方式的时候，都不能生搬硬套，都要根据自己的身体情况和健康状况来练习。这种方法运用到312经络锻炼法当中，就有了它特有的名称：寻找自己的“312”。

有关这个“312”怎么就是需要根据自己的情况有所调整，这个问题不是一两句话就能说清楚的问题，但是我们还得说。第一个：病种不同，方法各异，它所用的“312”就不一样。

• 练习“312”要因病而异

比如说失眠病、哮喘病、关节炎这 3 个病，虽然都可以用“312”治疗，但是这 3 个病本身的发病原因是不一样的。尽管都是经络的问题，但是它属于什么性质的、哪一条经络的问题，这条经络出了什么问题能够影响这个病，是不一样的。比如失眠的问题，西医说是大脑的功能有些紊乱，兴奋和抑制转变不过来了，白天该兴奋的时候变成抑制，晚上该抑制又兴奋了，不能够很有规律地这样转变，所以白天困，晚上睡不着。那么对于这种病，按摩这个穴位有效没效？有效。特别是你按摩内关穴，或者有人说再按摩内关穴的附近，在心经上有一个郄门穴。针灸大夫都是这样主张，有效没效？有效。然而按我们的经验来看，假如说自己长时间按摩内关穴，能不能睡着，我觉得是比较难的。

但是依照我们好多医生的经验，长期地针刺这个郄门穴，慢慢的就睡着了。可是我在想，你还得找医生去吧，是不是？我们这个“312”它有一个特点：它有一个大众性，自己就应该能够做。什么

> 想通过腹式呼吸睡着觉，一般5分钟就够了。

办法能够使所有失眠的人自己就能够睡着呢？最简单的办法就是腹式呼吸。你要想治疗失眠，一定要把腹式呼吸做得很正确。按摩穴位肯定也有效，可太麻烦，按摩多长时间能睡着，我也不知道，我没这个经验，也太复杂。所以，最好还是做腹式呼吸。

要想通过腹式呼吸睡着觉，一般来讲5分钟就解决了。躺在床上，要是睡不好觉，当时想的事儿比较乱，就静下来。认真做好了这腹式呼吸5分钟，试试看吧，这没有任何损害呀。这时候呢，你改变一下睡觉的方式，不要做胸式呼吸，用腹部做呼吸，只要你腹式呼吸做得很正确，胸部真是没有动，全身放松，精力就集中在下腹部，所谓意守丹田，5分钟都睡着了。不信咱们就试试，今天晚上就可以试。到底你这个睡觉问题能不能解决？我们觉得都能解决，这就是说，因病而异。

比如说心脏病，假如说真是有了心脏病，比如说有早搏，或者是有心绞痛，在这种情况之下，当然你吃点西药管事，可是这药效过去以后它又犯病。那么在这种情况之下，你要做腹式呼吸也是必要的。但是我很坦率地跟你说，你再做1个小时的腹式呼吸，你这心脏病也好不了，睡得着觉是另外一回事儿。因为你心绞痛的时候是很难入睡的。你要想解决心绞痛的这个病，你用腹式呼吸是治不好的。你说那我去做下蹲行不行？也不行。

治疗心绞痛或早搏，必须按摩内关穴。

要想治好了心脏病，能够使你的心绞痛消失或者早搏消失，必须按摩内关穴，这是唯一的办法。我觉得当然也不仅仅这 1 个穴位，但是要选定了“312”的话，要想只治好心脏病，你就按摩内关穴。

当然，我也不排除我们的中医专家们还有其他的办法，我相信我们中医都有擅长治疗心脏病的办法。但是我们从“312”这个角度来讲，是要有选择的。要想治疗心脏病，必须认真按摩好内关穴位。确确实实能够按摩好内关穴位，能够达到酸麻胀的感觉。逐渐地，心脏病也好，早搏也好，就好了。要不好怎么办？不好您试试看吧，有的人可能很快就好了；有的人呢，按摩不到位，或者是怎么样，也可能还会时间长一点。但是，我们的经验都有效。所以，简单说起来，要想治疗心脏病，要强调“312”里边内关穴的按摩，这就是因病而异。

再说一个病——癌症。癌症到底怎么预防，怎么治疗呢？对癌症，必须做好腹式呼吸，也必须做好体育锻炼。光是按摩这个穴位，不行。只按这 3 个穴位，要想把这个癌症完全消灭，消灭不了。你要肯做这个下蹲，不肯去做腹式呼吸的话，也不行。因为治癌症需要的是什么呢？是提高你的免疫力。尽管按摩穴位也能够提高免疫功能，但是太慢了，那个力度也不够。要想把癌症控制下去，甚至是能够预防不再发生，必须要认真地做好腹式呼吸和下蹲，这两个都是不可少的。就如同治糖尿病一样，光做腹式呼吸也不行，还必须要做好下蹲，这两个配合起来，这血糖才会降。这是谁的经验呢？不是我的经验，这是我们患者的经验。我把患者的经验总结起来，我告诉大家，各种不同的病要有不同的“312”，这就是说要因病而异。

• 因人而异也很重要

还有一个要注意，那就是因人而异。比如说我按摩这个穴位，开始的时候有感觉，有这个酸麻胀的感觉；可是按摩久了，好像慢慢地没有感觉了，这是常有的。我们的学员常常向我这么反映。那怎么办呢？我就跟他说：“您再试试。您找的这个方法是不是对头呀？”要找对这个地方，可以按照咱们现在的标准方法找这个。比如说有的人按摩合谷穴，按照咱们的标准方法去找这个合谷穴，找的这个点不太敏感，就是找不到酸麻胀的感觉。我说那你沿着这大肠经改变一下位置，在合谷穴的上边几厘米，或者是下边几厘米，甚至于你换另外一个大肠经的穴位，比如手三里再上边，你试试看。有的人很敏感，经常稍微一碰，就有酸麻胀，甚至有窜动的感觉。有人的感觉就不好，那就换一换地方，什么地方敏感就按摩什

按摩穴位，需要思想集中。

么地方。这就叫作因人而异。

再有一个，我还说了：在按摩的时候，认真注意了你的感觉没有？你是不是一边在按摩，一边想着别的事儿呀？你能不能够精力集中去想？你按摩这个合谷穴的时候，它的感觉到底是怎么样？怎么没有感觉，难道一点感觉都没有吗？你再试试看，你能不能静下心来好好仔细地想想，我按摩这个穴位的时候，到底是不是有一点感觉？有一点感觉你也把它抓住不放，也就是把你的思想要集中在这个穴位上。他假如不敏感，但你思想要集中，还是能够找到这个感觉的。敏感的人容易找到感觉；不敏感的人，如果思想很集中地去认真体会这个感觉，还会感觉出来。这也是因人而异，每人的情况不一样。

还有，在我们学员里面经常会有这样的情况发生。有的学员跟我说：“做腹式呼吸，我的血压也不下来。”这种情况也不是没有，这都是我们学员的反映。我说你的血压不下来，你认真做了没有呀？他说“我认真做了”。他当然说他认真做。我说：“认真做了，那你本人到底相信不相信这个经络能够控制血压？特别是所谓肝阳上亢，中医的理论说，高血压就是肝阳上亢，肾体虚弱。你真的相信这个道理吗？真相信的话，你再试试看。”结果我跟他这么说了以后，他第二天跟我说自己的血压下来了。我问他怎么下来了，他

"312" 因人而异，因病而异，体现了中医辩症施治的原理。

说认真地再去考虑了我向他提的意见，自己当初就是那么想了一下，所以也就那么做了。"你让我怎么做，我就怎么做，但是我这效果就是不好。现在你说让我思想转变一下，结果确实就好了。"

还有做腹式呼吸的时候，有人说我就做 5 分钟，我血压下不来。他说我要做了 10 分钟，做了 20 分钟，血压就下来了。这也是因人而异。有的人他需要的时间长，有的人他不需要长时间，血压就下来了。所以我就觉得，所谓的这个"312"和寻找到自己的"312"，要分成两类。

第一类是因病而异，比较容易理解。因人而异的话，不太容易理解，可是你要仔细去推敲的话，这就是咱们中医讲的这个辨症论治。中医没有一个通用的方子。一个大夫对一个病人是一个方子，这是中医的特点，因人而异。

- **有信心，疗效才会好**

有关寻找自己的"312"的问题，当你的效果不好的时候，我们可能这样说，你找的"312"不太对。如果"312"找对了的话，一定有效果。凡是效果不太好的时候，自己就要注意，我这个"312"找得对不对呀。例如我今天血压没下来，就再听听你们的意见，我再想想别人的意见，别人的经验是怎么样，他的血压是怎么下来的，自己再想想办法，去找自己的“312”。这样，就有希望下来。你要放弃了，那您永远也好不了，那您学“312”就没效。

我们觉得，如果坚持到底的话，甭管是什么病，总会有效。这不是说针对哪一个病得到治疗了，得到控制了，而是针对整个人有效果。经络系统活跃了，人身上的各种功能都有变化。所以，这个“312”，它是一个全息的疗法。这是在治疗上来说，在预防上，那更重要了，它实际上是一个保健的方法。它不单纯是治疗，你没有病，你做一做也有效。

健康案例

案例： 司明茂，离休干部，67 岁

“312”使我重获新生

我是离休干部，今年 67 岁。1987 年突发急性心梗。经北大医院医护人员抢救，才起死回生，但心悸、胸闷以至心绞痛时有发生。1988 年祝教授等人主动提出用经络针灸吸氧疗法为我治病，我持怀疑态度，碍于他的关心，恭敬不如从命，我被动接受治疗。3 个月后，病情有所好转。但是因路程较远，中断了治疗。1992 年心梗又复发住院，再次抢救。经冠脉造影检查，发现三支病变：右冠 75% 弥漫性不规则的狭窄，前降支狭窄 90%，回旋支 100% 完全闭

塞。9 年来我住了 8 次医院，仅前降支即作了 3 次扩冠手术，药费、住院费、手术费花了三四十万元。动态心电图监测，室性早搏每天几百次、几千次甚至高达 10400 次。虽经手术、药物治疗，有所好转，但症状时有发生，有时甚至寸步难行。

1993 年，祝教授送我“312”经络锻炼小册子，劝我自我主动医疗治病。但我不相信，觉得这种办法强身可以，治病不行，采取应付态度。直到去年冬天，祝教授夫妇又向我做思想工作。这时我坦率提出：血管狭窄堵塞，做“312”经络锻炼能使血管畅通吗？他们坦然相告：血管已完全堵塞，且时间较久，经络办法也难以打通。但是，如果你真正认识到经络是健康的总控制系统，锻炼经络可以活跃经络，促进侧支循环，增加血流量，改善心脏供血。寥寥数语，使我茅塞顿开，增强了信心。

今年 3 月 16 日，我由家人派车接送，主动参加了学习班。我认真听讲，仔细琢磨着经络在全身对各种疾病的医疗保健作用并联想自己的情况，回去认真按标准操作，每天至少做两三遍，甚至一有空就按摩内关穴，尤其注意下蹲动作，药物逐渐减少。说也奇怪，到今天，3 个月以来，奇迹真的发生了，病情有了显著改善。例如，心悸、胸闷、心绞痛再未发生；偶有不适，按摩内关，随即缓解。一切生活、行动犹如常人，而且感到精力充沛。原来行动维艰，现在每天骑车到紫竹院锻炼一小时；原下蹲两三次感到吃力，现每分钟可以下蹲40次。原心动过缓，每分钟40~50次，现在60~65次，早搏基本消失。心电图显示供血情况改善。

实践证明，过去由于我对经络认识不足，从被动接受经络针灸吸氧治疗，以后又被动试做312经络锻炼法，到今天才完全接受经络学说进行主动“312”锻炼，我好像变了另一个人，对前途积极乐观充满信心。我想现在不是教授保证我活百岁，而是我自己要解放思想，树立信心，坚持“312”，争取活百岁。相信随着312经络锻炼法的推广和普及，达到人人百岁健康，已经不是梦幻。

总结一下我的体会是：第一，必须解决思想认识问题，变被动为主动。《内经》中的“行血气、营阴阳、决死生、处百病”12个字是认识经络、学习运用经络强身治病的关健和核心。思想通了，一通百通。第二，必须坚持不懈，持之以恒。决不能三天打渔，两天晒网。第三，必须方法对头、勇于实践，找准经络，因病施治，既自我保健又为人治病。

“312”健康问答

问：什么叫作“方法不断改进，找到自己的‘312’”？

答：简单地机械应用“312”于某种疾病，因人、因症状有不同，有时效果不好。这就要不断采取改进的方法，并且要坚持做下去，才能见效。方法不断改进就控制了症状，这种做法就是找到了自己的“312”。

面带微笑，积极面对生活

古人说：“人生不如意十有八九。”人到中老年，最重要的是要保持自己良好的心态，这样才能够在面对病痛时不至于惊慌，能够以平和从容的心态来面对。

从很多百岁老人身上，我们都可以看到一点：这些百岁老人之所以能活到百岁，和他们良好的心态有着很重要的关系。甚至可以说，良好的心态是活到百岁的必备条件。所谓“能吃能睡，没心没肺”，就是对这些人最形象的描绘。

● 陈立夫：我怎么活到100岁

浙江吴兴人陈立夫先生，如今是台湾海峡两岸和平统一促进会名誉会长，1999年9月6日欢度100岁寿诞。在1992年祝教授应台湾中华自然疗法学会邀请赴台讲学时，93岁的陈先生接见了祝教授一行，祝教授为他作了腿部的经络测试。当时陈先生异常激动地说：“这个结果，我等了几十年，终于有人做到了。”他每天早晨以温水淋浴，并用双手从头到脚按摩全身，借以活跃体内经络。

陈先生所著《我怎么活到100岁》一书中说：“一是养身在动，

养生的秘诀：永葆乐观，宽容豁达。

养心在静。人能好动，则体内体外均因好动而受其益，加强新陈代谢之功能。吾每天5时半即起，做全身自力按摩之运动，迄今已将近半世纪矣……二是饮食有节，起居有时……三是多食素菜，少食肉类……四是物熟始食，水沸始饮……五是头部宜凉，足部宜热……六是知足常乐，无求乃安……”

• 开开心心，百岁健康

那么为什么只有保持良好的心态、积极的面对生活才有可能活100岁呢？原因有二：

第一，只有保持积极乐观的情绪，身体内部才能保持自稳状态，才能有利于培补正气、抵御病邪侵犯。这是保健养生的关键，是任何美味佳肴和营养补剂都无法替代的。养生的秘诀是：永葆乐观，宽容豁达。不管遇到什么困难和什么令人心烦的事，都能妥善处理，不急不躁，让身心与环境、与自然界保持和谐统一。

第二，人在进入中老年阶段后，必须面对自身健康水平的下降、离退休后的失落、儿女成家后的孤独等诸多不利因素。积极调整心态、正视现实、顺应自然是保持积极乐观心态的基础。只有你不畏老，你的心中才能有新的追求目标，才能在发挥余热的各项活动中获得成就感和满足感，才能促进身体各项机能的活跃，提高免

静心，泰然是养生的最高境界。

疫力，将疾病拒之身体之外。

按照中医养生理论，"怒伤肝、忧伤肺、喜伤心、思伤脾、恐伤肾"。虽然生活中七情六欲人皆有之，但如不加节制地放纵情欲，超过经络可能调控的限度，就会在体内埋下隐患，所以学会合理地调控情绪十分重要。不论生活中发生什么意外或变故，都应做到临危不惧，处乱不惊，淡泊名利，大智若愚，万事皆平静处之。静心、泰然是养生的最高境界。因为平和的心境，可以使人的高级神经活动处于最佳调整状态，也使经络系统进入"行血气，营阴阳、决死生，处百病"。

• 郭沫若的静生养生术

郭沫若自己总结除了一套静生养生术，对于中老年人的健康来说是非常有益的。他的静坐方法如下：

一、呼吸：吸长而缓，呼短而促，宜行于不经意之间。

二、身体部位：端坐。头部：直对前面，眼微闭，牙关不相接，不可紧咬。胸部：后背微圆，前胸不必张开，心窍部直凹下，两手叉置在大腿上。腹部：上腹凹下，臀部向后突出到可能的地步。两膝不并，可离开八九寸光景。

三、精神：全不可用力，力点宜注集在脐下（注：丹田），脑

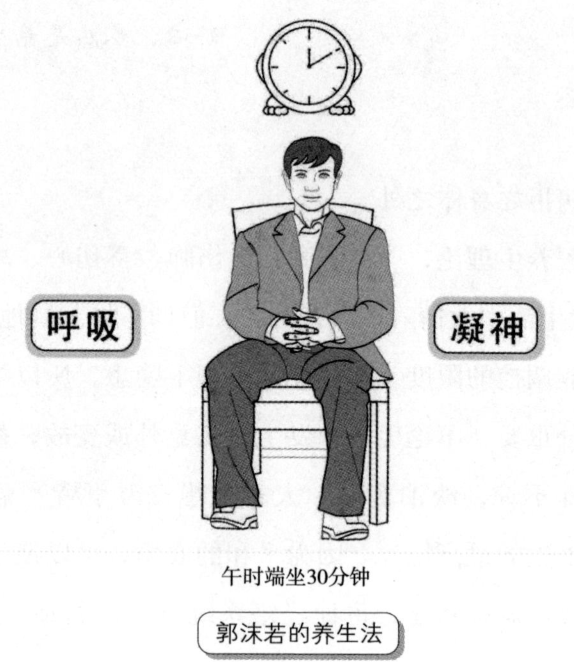

午时端坐30分钟

郭沫若的养生法

中宜无念无想，但想念不能消灭时亦不勉强抑制。

四、时间：以午后1～2时为宜，至少坐30分钟。地点不论，在办公室中也可以，在电车中也可以，随处都可以实行。

郭老这套静坐方法，是他亲自经验的总结。特别是脑力劳动者，不妨试一试，将不无裨益。

总之，良好的心境是防病治病、保健养生的首要条件。积极乐观、平静虚无、豁达自信、朴实不贪，才能心神内守、正气充盛、拒邪于外，才能享受安详、泰和的生活。

健康案例

案例一：唐光华，83岁

4节39式经络锻炼法

我原患有高血压、冠心病、肺病、关节炎、气管炎等多种病症。1992年我从《健康指南》杂志上看到312经络锻炼法后，便每天坚持实践，现在已实践过3年，效果甚佳。药物早已停服，自感精力充沛、气质旺盛，每天脑力活动、体力活动18小时，不感疲乏，有如五六十岁的样子。今年5月经天津河东医院检查，一切正常。

我为什么能从病弱之躯变成健康自如之人呢？除了坚持“312”外，还有乐观的情绪、节制饮食、生活规律等因素。我还根据祝教授的理论，创编了一套4节39式经络锻炼法。这套动作能活跃气血、协调脏腑、增强元气、安宁心神、疏通经络、强筋壮骨，每天在早晨起床后及晚上睡觉前各做一次15分钟，即可达到祛病健身之目的。

一、预备式

1. 全身放松，不僵、不硬、不呆。

2. 入静，心无所思、耳无所闻、心平气和、安宁自然。

3. 头正身直，两眉下垂，闭目合口，轻轻叩齿 ，舌顶上腭，气沉丹田，腹式呼吸，做到深、长、慢、细、柔、匀，时间八拍(一呼一吸为一拍)。

二、4 节 39 式

第一节，呼吸点按三穴位。

睁目，伸右手拇指点按左手合谷穴，时间八拍；再换左手拇指点按右手合谷穴，时间八拍。再换右手拇指按左手内关穴，八拍后，再换左手点按右手内关穴，八拍。抬左腿放在右腿膝盖上，左手扶左膝盖。伸右手四指点按左腿足三里穴，做完八拍后，再换右腿按压。两腿按后，双手足均撤回，静坐默数八拍。第一节完。

第二节，呼吸升降，重心锻炼双下肢。

全身直立，闭目及口，呼吸 16 拍后睁开双目看手，双手抬起，手心向下成凹形，同时吸气默数“1”字；双手过顶，手变弧形，呼气默数“2”字，手往下降，弯腿下蹲。这样呼吸升降运动共做 16 次，呼吸也是 16 次，也可以适当增加到 24 下。第二节完。

第三节，呼吸推拉，重心锻炼双下肢及双手配合。

全身直立，睁开眼看双手，全身左转，出左腿伸直，脚跟着地，脚尖朝上，右腿弯曲；双手从体侧抬起成凹型，手心向下，吸气数“1”字；双手再拉到胸前，左腿弯右腿变直。双手变弧形呼气数“2”字；这样重复呼吸推拉16次。再全身向右转，伸右腿，脚跟着地，脚尖朝上，双手变凹形，吸气拉，呼气推，重复推拉呼吸16次。全身直立再呼吸16次，坐下再同徉呼吸16次。第三节完。

第四节，前后左右蹬足。

直立，头正身直，双手叉腰，抬左跟往前蹬，吸气默数“1”字，再换右腿蹬足，呼气默数“2”字；做完16次，呼吸动作停止。再换左腿后踢，足跟踢至臀部，数“1”字吸气；再换右腿往后踢，数“2”字呼气，共呼吸16次；再换左腿向左前方横踢，吸气默数“1”，再换右腿横踢，呼气默数“2”，这样左右呼吸16次。两手放下，头正身直，呼吸16次；再坐下呼吸16次。锻炼完毕。

另外我还从《健康指南》中学习了“全身经穴信息贯通法”，收效很大。

今年7月20日上午，我突感胸闷，继而疼痛，头晕目眩，浑身颤抖，大汗淋漓。这时家中无人，无法送医院抢救。我就按信息贯通疗法的要求，先稳住心血管，点按劳宫、少府、通里、内关、大陵等穴，又点按膻中、中脘、天枢、夹脊、心俞、胃俞、肾俞、气海、关元、中极等穴，症状减轻。这时头仍很晕，又点按风池、太冲、百会、印堂、太阳、四渎穴位；下肢不能动，又点按足三里、血海、阳陵泉、三阴交、丰隆、昆仑，全身经络贯通了，便恢复了正常。等家人中午回来吃饭，我和好人一样，他们还不知发生了一场惊险的战斗。

无独有偶，7 月 24 日晚上，气温高达35℃，我打开电扇，本想吹会儿就关上，谁知竟睡熟了。我醒来时，被吹得全身不能动弹。

我意识是中风了，就按照“信息疗法”的要领，从头部、胸部、腹部、双下肢各重要穴位都一一按到。半小时后，全身发热了，经络贯通了，我也恢复了正常。一看表已夜半 12 点，无法入睡，我又点按了失眠穴位神门、医明、涌泉、足三里，不一会便入睡了。

以上事实使我认识到，老年人学点养生学、健身术实属必要。“312”为我的身体打下了坚实的基础，“信息贯通疗法”又为我打开了经络治病的大门。“活到老，学到老”，真是一条真理啊！

“312”健康问答

问：心理健康和生理健康与健康长寿有什么关系？

答：人是万物之灵，人的精神面貌和思想正确与否是决定一切的关键。要有永葆青春的心理，做到人老心不老，这对健康长寿有决定意义。但是生理上的健康与否，也会对一个人的情绪发生影响。一个多病之躯，往往也会影响一个人的心态。这时，如果通过经络、体育锻炼达到体力增强和精力充沛，也可以使人的心理健康，产生乐观情绪。这就是说，心理健康和生理健康是互相影响的，因而锻炼经络对身心健康都有促进作用。

问：怎样不断增强自己百岁健康的信心？

答：①坚信经络存在并对人体有全面调控的医疗保健作用；②通过实践不断地证明“312”对人体疾病的防治有效；③坚持经络锻炼，精力旺盛，体力增强，身心舒畅，自然会不断地增强百岁健康的信心。

循序渐进，找到自己的锻炼节奏

因为每个人的身体情况、体力、身体素质等各不相同，存在较大的个体差异。所以别人能够见效的方法、节奏，你并不一定能见效。

• 方法正确，效果才好

在“312”经络锻炼的过程当中，很多人对此有些误解。这种误解主要存在两个方面：第一就是别人有效的方法，自己也一定有效；第二就是别人有效的锻炼节奏，自己也一定有效。

那么事实是不是如此呢？不是。

因为每个人的身体情况、体力、身体素质等各不相同，存在较大的个体差异。所以别人能够见效的方法、节奏你并不一定能见效。鉴于此，我们提出了“寻找自己的‘312’”的倡议。也就是进行“312”经络锻炼时，应根据个人的实际情况而定，因人而异地寻找适合自己的方法和节奏，这样才能取得满意的效果。

312 经络锻炼法是自我锻炼的一种健康方式，主要是通过穴位按摩、腹式呼吸和下蹲的体育锻炼来实现的。因此锻炼的效果就决

增强穴位按摩，可多按几个穴位；腹式呼吸也可调整时间、深度和频率。

定于掌握的方法。方法正确，效果才会好。穴位按摩的位置找准没有，用力的大小是不是合适，出现没出现“得气”现象，腹式呼吸的呼吸是不是到位，要领掌握没有，下蹲多少次为好……这些问题都要在学习过程中通过自己的摸索和总结不断提高。

比如，为了增强穴位按摩的效果，可以在原来经络线上，适当增加一两个穴位或换一个敏感的穴位按摩，也可适当调整穴位按摩的力度。同时还可以转变腹式呼吸的时间、深度和频率，运动的时间和强度等，以锻炼后感到精力充沛、全身舒适、精神愉快为准。

• 循经找穴，加强刺激

在此，我们不妨举个例子来说明情况。

李泰鞍，学号：HS－188

我找到了治疗溃疡病的“312”

我是一名退休干部，住在上杭革命老区。当地比较贫困，经济条件不好，看病难。我患有胃溃疡病，身体虚弱，吃药也不见好。后来，我在杂志上看到介绍“312”经络锻炼的文章，如获至宝，天天做，可效果不明显。后来我明白了：我没有找到属于自己的“312”。2002年7月28日，我参加了312经络锻炼法函授班，在函授老师的指导下，反复阅读学习资料，认识提高了，方法对头了，穴位也找准了，按摩有力到位，出现酸麻胀的感觉。我终于找到了自己的“312”。

比如，为了加大胃经的按摩力度，根据离穴不离经的原理，在胃经脉线上加了犊鼻穴、梁丘穴、解溪穴、上巨虚穴以使胃经更好地激活。另外我还加强了腹式呼吸，每日3次，每次20分钟以上，呼吸频率每分钟做到2～4次。另外，为了意守丹田集中精力，每次呼吸默念“行血气、营阴阳、百病消”口诀，使全身获得了很大的放松。

在体育运动方面，在学“312”前，我总怕运动量不够、经络疏不通，就练太极拳，又练气功，又步行2小时，有时下午还要进行“昏练”，因此每天运动后产生疲劳感。学习“312”后，我减少运动量，学做下蹲。结果，效果反而明显，现在肠胃好了，血压也稳定了，全身精力充沛，而且大大节省了医药费。

现在我把“312”当作健康事业来对待，自己病好了，就要积极推广宣传。我和我的爱人都从学习“312”中获益，因此我现在把家庭当作“312”培训基地，我和爱人现身说法教大家，看光盘、看录像带、听祝教授录音，使更多人获得健康。

由此可见，很多时候我们按照常规要求做“312”可能会觉得毫无效果，但是一旦找到了属于自己的“312”锻炼法，效果就会很明显。比如增加穴位的按摩力度、次数、穴位的数量；增加腹式呼吸的呼吸的深度和时间；增加下蹲运动的次数和数量，等等。

总而言之，在全面正确掌握了312经络锻炼法基本操作的基础上，再根据自己的病情和身体情况适当灵活变通锻炼的方法，不断地总结和提高锻炼的效果。只要在练“312”时采取对你有效的手段，使你的病情得到了改善，就是找到了自己的“312”。

健康案例

案例一：林希圣

只要身体力行，其威力是无穷的

时间虽短，收效颇丰，通过学习经络理论，唤醒了我沉睡多年的大脑，深感大脑虚灵明静，神清气爽，精力充沛，学习兴趣大，记忆力高多了。体力上比过去有劲了，身轻体健，每天骑自行车到单位两次，越骑越有劲，速度快。双腿下蹲200次不觉累，有时高达600次。

一个月的学、练、传可归纳为五个字，即学、知、信、做、传。“学”，学习书本，看录像，向同道学，明理懂法，打下坚实的基础；“知”，是认知，只有这样才能心明眼亮，自觉行动，不仅知其然，还要知其所以然，才能真知；“信”是前提，关键是信，信了才能树立坚实的信念，有了持之以恒的毅力，百折不挠的决心去“做”和“传”。312 经络锻炼法是祝教授的实践总结，如同马列主义一样，是放之四海而皆准的普遍真理。

“312”的特点是，简单易学，虽理法深奥难懂，但是激活全身经络，畅通气血，防治疾病，是健康长寿的法宝。要相信只要身体力行，其威力是无穷的。“做”是实践，实践是检验真理的标准，95%的病患者均有效果。实践证明“312”像一件科学武器，只要把它变成自己的“312”，将会发挥其无穷威力，什么凶恶的病均将在其面前俯首待毙，或逃之夭夭。祝教授要求学员把“312”变成是自己的“312”，不仅百病祛，百岁康，更要传万家，建设和谐家庭和谐社会乃至和谐世界。

"312"健康问答

问： 什么叫作"自己的'312'"？

答： 根据经络理论，运用312经络锻炼法，找到适合自己的、有明显疗效的保健方法，就是"自己"的312经络锻炼法。

问： 改变了穴位的位置，还能称作是"312"吗？

答： 3个穴位的按摩，实质上是3条经脉的按摩。所以循经找敏感的部位去按摩，自然是"312"，或者叫作"寻找自己的'312'"。

注意温度，保持恒定的练习环境

温度一旦降低，经络对人体的控制能力也会相应降低。所以在练习“312”的时候，还有很重要的一点就是注意保温，这样才能达到比较好的锻炼效果。

● 气温一下降，疾病就出现

说起温度对人们身体健康的影响，大家都有这样一个经验：冬天很多人比较容易生病，特别是中老年人更是如此。

很多人都将原因归结为着凉了，其实这只是原因之一。还有一个原因或许很多人都不知道：温度一旦降低，人体经络的正常运转就会受到影响，气血可能就会出现“淤积”、“滞留”的现象，疾病就很有可能出现。不但是呼吸、循环和神经系统疾病的预防与康复需要温度，身体任何器官包括五脏六腑的功能都要在一定体温（37℃）情况下才能健康运转。

如果你还不相信，我们不妨先来看一个例子。

1964 年，英国 4 个法学团体举行竞走比赛。那天气候突转恶劣，瓢泼大雨，6 级大风，气温接近 0℃。240 名身强力壮的选手只有 22 人走完全程。完了之后，参赛者里面有 4 个人处于极度危险

室温低于25℃，312经络锻炼法效果不明显。

之中，3个人死于心脏抑制。这个悲剧引起人们关于"冷气候对人体的影响"的特别关注。事实上由于没有估计到冷气候的影响，每年都有数千人冻残或冻死，很多疾病就发生在冷空气袭击之中。

我们北京炎黄经络中心所观察的哮喘病和冠心病患者，也明显说明在寒潮到来时发病率增加。同时也观察到，无论实验经络针灸疗法或是312经络锻炼法，如果室温低于25℃则效果不明显。所以，大家得出一个结论：只有在保温的情况下才能保健。

● 保持温度经络才能活跃

保温为什么能保健？关键仍然是只有在一定温度的条件下，经络的锻炼才能有效，经络才能充分发挥其"行血气，营阴阳"的作用。科学实验已经证明，如果把皮下温度降到20℃以下，则针刺时的循经感传现象，即"得气"现象不能向前进行，也就是经气要受到阻滞。古典针灸经络学早就主张"针"、"灸"并用，说明只有在适当的温度保证下，针的机械刺激才会发生作用。临床上凡是气血凝滞的疾病，一般都可用灸的方法使经脉的温度提高，促使经气的运转。

《扁鹊心药》特别注意保健灸法，说："人于无病时，常灸关元、气海、命门、中脘，虽未得长生，亦得百年寿矣。"这和后人

要经络发挥作用，温度的刺激和保温至关重要。

说“若要安，三里常不干”是一致的。我们另一项经验，很多顽固性的疾病，如感冒高热不退、哮喘、老年慢性支气管炎、冠心病、肺炎、消化性溃疡或胆、肾结石，只要结合“312”经络锻炼，背部热敷10～20分钟即可奏效，每天2次，即可以逐渐控制直至康复。这说明要使经络发挥作用，温度的刺激和保温作用是至关重要的。

因此，在季节交替、气温突降或者在冬季，每个人都应特别注意御寒保暖。由于按摩和腹式呼吸需要在较高的环境温度下（25℃）才有较好的效果，所以，在寒冷、低温季节进行“312”经络锻炼时，应在室内进行。体育锻炼则可以根据每个人自身的具体情况来确定地点。

健康案例

案例一： 陈锡翘，74岁

“312”使我越学越硬朗

从2002年以来对“312”进行认真自学和探索，我不但治好了困扰多年的肩周炎、惊悸、结肠炎、前列腺炎，而且坚持“312”和太极拳等体育运动。我不像世俗所说老年人一年比一年差，相反我一年比一年好，身体特别强健硬朗，爬山越岭、上下楼梯不费劲，2年来没找过一次医院，没打过一次针，没吃过一片药，居然越活越硬朗。

我的3点体会：

1. 要不断提高认识。312经络锻炼法不是一般的体育锻炼或医疗方法，而是一种带着经络理论的实际操作。因此在锻炼过程中要时刻想到为什么要这样做，每一操作又和经络有什么关系，以及“312”的特点又是什么等。带着经络意识的操作，有助于发现和体会到身体症状的细微变化。认识不断提高，自然疗效就能提高。

2. 要坚信和坚持。坚信经络是防治百病的总控制系统这一真理，在感觉和疗效不明显时，要坚持下去，不要动摇。疗效的出现往往在于自己的“一念之差”。要相信自己，相信经络，不要光靠别人，而应该依靠自己的经络给自己治病。

3. 从别人的经验中吸取营养。要积极参加学习班，并且注意给别人传授“312”，这也是提高自己的“312”水平的一种方法。

“312”健康问答

问：为什么按摩穴位时要注意保温？

答：经络只有在适当的温度（25℃）下按摩穴位才能被激发活跃起来，达到气血畅通、防病治病的效果。如果室温低于20℃，又不注意保温，则按摩效果不好。

问：如果室温不够，该如何进行穴位按摩？

答：可以到太阳光下进行，或者在被窝里进行。也可以先进行一些预备活动，比如慢走、运动，觉得身体暖和了之后，再进行穴位按摩。

问：在寒冷的情况下，中老年人除了要坚持“312”经络锻炼之外，还应该做什么？

答：除了“312”经络锻炼之外，还应该注意保暖，多喝一些热汤，让身体处在一种暖和的状态之下。特别是有手脚冰冷、老寒腿的中老年人，可以通过两手相搓、慢走等方式来提高身体热度。

分享“312”，分享快乐健康百岁人生

> 我们发现，那些能长期坚持锻炼的人往往都是三个一群、五个一伙，甚至更多的人一起进行锻炼。而一个人独自锻炼，往往很难坚持下来。

- **“312”提倡“分享式锻炼”**

312 经络锻炼法对于疾病的治愈能力很多人都见识过，可是这其中很多人并没有坚持做下去，最终还是回到“打针吃药”的模式上来。为什么会出现这种情况呢?

原因很简单：这些人大都是在学会 312 经络锻炼法之后，独自一人在家里锻炼，没有与其他学员往来。这就导致没有约束性，今天想到了就练习，今天没有想到就不练习。而任何一个人都是有惰性的，特别是疾病好转的情况下，很容易因为自己的松懈而中断练习。

我们发现，那些能长期坚持锻炼的人往往都是三个一群、五个一伙，甚至更多的人一起进行锻炼。而一个人独自锻炼，往往很难坚持下来。这就是我们今天要说的“分享”式锻炼。

3～5 个人，结伴锻炼，可以克服惰性，享受锻炼中分享的乐趣。

● **互相监督，取长补短**

总的来说，“分享”式锻炼有两个好处：第一，互相监督，减少惰性对于人们锻炼的影响；第二，大家可以互相取长补短，互相鼓励，从而增强人们坚持锻炼的信心，提高锻炼的效果。

在“312”的学员当中，有很多人尝到了“分享”式锻炼的好处，我们不妨在此列举一个学员的来信。

我是沈阳军分区离休干部。自 1994 年中央电视台《夕阳红》栏目播出 312 经络锻炼法后，2 年来我坚持认真锻炼，获益匪浅。第一，我的牙龈炎、牙痛病已痊愈；第二，慢性咽炎、声音嘶哑明显好转；第三，心动过缓的毛病有所缓解，心率从 45 次/分提高到 55 次/分；第四，冬季耐寒能力增强。打这以后，我开始以沈阳市“回春操辅导站”为基地，推广 312 经络锻炼法。

一年来，我在遍布全市的 79 个辅导站做了 184 场宣讲、辅导和咨询工作，参加听讲的人达到 5750 人。宣讲时，我耐心地解答、示范，直到教会为止。初学者的热切渴望使我看到了辅导站工作的意义。在辅导别人的过程中，我也坚持了锻炼，并获益匪浅。

另外，许多学练者参加了中心举办的报告会和学习班，大家不仅学习了 312 经络锻炼法，还交流了病情和学习体会，病友之间应经常在一起交流想法，对新病人则应关心他们，帮助他们克服悲观心理，加强战胜疾病的勇气、信心。

由此可见，“分享”不仅仅对别人有好处，对自己也有好处。只有我们善于分享，就能坚持锻炼“312”，就能给自己的健康带来好处。

健康案例

案例一：于保厚，男，76岁

我家成了“312”的宣传站

我原患有低血压、心绞痛、失眠、便秘、前列腺肥大等多种疾病，常年吃药打针。为了有个健康的身体，每年还花几百元钱订了不少保健的刊物和报纸。

1995年一位朋友给我送来一本《312经络锻炼法》，他说“312”是“决死生、处百病”健身养生的神方，以后什么健康报刊都不要订了。为了锻炼有效果，找准穴位，我还参加了3个月的函授班学习，找准适合自己的312经络锻炼法。我每天早5点起床前，晚10点睡觉后在床上做合谷、内关、足三里3个穴位按摩和腹式呼吸。6点起床后，搞好以下蹲为主的经络锻炼，同时坚持早晚散步，长年雷打不动。十多年来的经络锻炼，血压、心脏正常，失眠、便秘已好，前列腺基本正常了，现在不吃药不打针了，精力充沛，身体强壮，人人都说我越活越年轻了。

我从此开始宣传推广 312 经络锻炼法，开始翻印了 5 本书送给卫生局两位局长，还有我家的亲戚朋友。一位县人大负责人胃癌动了手术，我给他一本书并教他做“312”。他坚持锻炼，身体恢复很好，后来还能坚持上班工作。他退休后练习书法，还成了全县的知名书法家。后来我买了光盘和“312”学习资料给健身爱好者，请他们到我家来看光盘，学操作，学穴位按摩。学习资料不够，我复印 150 份。今年 8 月，张培林在中老年《健身》刊物上发表了文章《“312”国际健康列车启动》，我剪下来复印了 150 份，分给大家。为了满足大家的要求，我又自费买了 10 盘光盘给大家轮流播放，又翻印了《“312”经络 100 问答》20 本送给大家传阅。

自此，我家成了“312”经络锻炼的自然宣传站。很多人经过“312”锻炼，心脏病、高血压、失眠、关节炎都好了，大家受益非浅，都感谢我。我说，感谢“312”吧。一位校长为了感谢我，说给你钱你不要，就给你写幅中堂吧！于是写下：“苍龙日暮还行雨，古树春深更着花。”中堂的左面小字写的是：保厚先生古稀之年从领导岗位退下来，精心搜集老年人健康益寿、经络保健康等资料，自费复印。这种上门送健康、助人为乐与人为善的精神，令人钦敬。今以顾炎武诗句赠之，以表由衷的谢忱。

今后，我和我县的健身爱好者共同在祝教授为首的炎黄经络研究中心的指导下，大张旗鼓地宣传推广312经络锻炼法，使经络锻炼深入人心，为经络锻炼、百岁健康而努力奋斗。

“312”健康问答

问：“312”学习班结业后，通过什么途径，不断提高认识，改进方法，保证百岁健康？

答：第一，坚持锻炼，不断地探索能够使自己达到百岁健康的312经络锻炼法。第二，在宣传推广过程中，不断地提高“312”水平。第三，参加学员们自己的学会，即“‘312’经络锻炼健身会”。第四，参加各种“312”活动，订阅《经络与健康》报。第五，学员直接与北京炎黄经络研究中心联系。

问：为什么坚持“312”经络锻炼是实现人人百岁健康的必由之路？

答：现代医学，第一，对高血压、心脏病、糖尿病等常见病不能根治，必须终身服药，而服药又有副作用，并产生抗药性；第二，对老年病无能为力；第三，对中风、心梗和癌症三大杀手不能预防。相反，312经络锻炼法能够全面解决人类的医疗保健问题，所以它是实现人人百岁健康的必由之路。

问：腹式呼吸时为什么不要追求意念，如“大小周天”的气感？

答：“大小周天”等气功的“气感”应在有经验的气功师指导下进行，否则可能出偏差。从经络锻炼来看，追求意念并不是必要的。

附："312" 防治 "甲流" 百岁健康法

中医讲"正气存内，邪不可干"，也就是说，如果自身的免疫力提高了，疾病就不会侵犯你的身体。所以，预防"甲流"，最关键的还是提高自身免疫力，而"312"在这方面，无疑是能够发挥重大作用的。

• "甲流"和"非典"一样，都不过是病毒

随着甲型H1N1流感疫情的迅速扩大，国家正在采取各种各样的方法，来控制和预防疫情的蔓延。比如接种疫苗，药物治疗，推荐中医药方，推荐中医按摩方法，等等。中医讲"正气存内，邪不可干"，也就是说，如果是自身的免疫力提高了，疾病就不会侵犯。所以，预防"甲流"，重要的还是要提高自身的免疫力。

"312"经络锻炼法旨在打通全身的经络系统，以提高自身的免疫力。那么，312经络锻炼法，能否对甲流有所作用呢?

有关"甲流"的问题，我一直在考虑，因为现在这个情况好像比以前又严峻了一点。关于"甲流"的问题，到底这个"312"，对他的影响是什么？因为我们从来没这种经验，所以，我也不敢说

“312”能抗甲流或非典，关键是提高你自身的免疫力。

完全有把握 100% 能够控制。但是，我们有这个经验，2003 年的“非典”实际上性质是差不多的，也是一种病毒性的东西，感染了以后，这个病毒在你身上待住了，就会导致你发热，以及有各种其他反应。

• 感染病毒，根本原因是免疫力出现问题

并不是由于“非典”来了以后，或者是“甲流”来了以后，免疫力才出现问题。根本问题就是，如果你的身体里边的免疫力不够强。前面我们讲了这个防癌、抗癌的问题，实际上这个跟那个性质是一样的。“312”这 3 种办法，3 个穴位的按摩，要影响 3 条经络。这 3 条经络活跃的结果，都可以影响免疫球蛋白，还有免疫的细胞，就是 K 细胞，就是杀伤细胞。自然杀伤细胞还有 T 细胞、B 细胞。总而言之，人身体里面有一套非常完整的免疫功能。在一般情况下，正常人的免疫功能都是比较强的，可是为什么有的人就容易感染这个“甲流”，有的人就容易感染“非典”呢？原因就是他的免疫功能低下了，他先是免疫功能低下了，这些病毒才能够侵犯他，才能够在他身体里站住脚。否则的话，像这些病毒，“甲流”也好，“非典”也好，到了你身体里以后，不管通过什么途径到了你血液里边以后，很快的就被这些免疫的系统，如免疫球蛋白、免

"正气存内，邪不可干"即正气旺盛，免疫功能强大。

疫细胞这些杀伤细胞消灭掉的。

就如同癌细胞是一样的道理，外来的这些蛋白侵入，很快地我们的免疫的功能就能消灭这些外来的蛋白。因为病毒也是一种蛋白，这种蛋白侵到你的身体里面以后，免疫球蛋白，还有免疫细胞，很快就把它们消灭。这是说在正常的情况下，免疫功能比较正常的情况下，它能够抗住外来病毒的侵犯，不等病毒在体内传播扩散，就把它消灭了。中医讲的是"正气存内，邪不可干"，什么意思？就是身体本身的免疫功能的正气非常旺盛，也就是免疫功能非常强烈，按现代语言就是你的免疫球蛋白系统还有免疫细胞的功能非常旺盛的时候，任何外来的侵犯病毒，或者是蛋白，都会被消灭，细菌病毒都会被消灭。

所以，在正常人的情况下，不用担心"甲流"的侵犯。可是就是有这么一些人，如果他的免疫功能比较低下了，这个时候是危险的。那么，现在我们怎么办呢？我们要想预防甲流，最好的办法就是提高你的免疫功能，这是根本的办法。你要把这个免疫功能提高了以后，不管是一般的感冒，或者是现在流行性的感冒，或者是H1N1这些病毒带来的感冒，不等在身体里站住脚，刚刚一进到你的身体里面，它就被消灭了。312经络锻炼法，就是要靠这个经络系统来提高身体的免疫力。

腹式呼吸能够激活肾经，从而达到“正气存内”的效果。

• 提升免疫力，关键是靠腹式呼吸

我们说了各种疾病的预防和治疗都和经络系统有关系。那么，现在咱们谈到这个“甲流”的问题，也不例外。假如你的经络系统已经不太活跃了，你希望让他活跃，怎么办？“312”就可以解决。所谓“312”就是3种锻炼经络的办法，使经络活跃起来，哪3种办法？就是3个穴位的按摩，每天都要做合谷、内关、足三里这3个穴位的按摩。这3个穴位的按摩，都能够提高人体的免疫功能，可是还不够。

最强大的提高免疫功能的办法，是腹部的这个9条经络，也就是腹式呼吸。腹式呼吸，能够提高肾经的功能，肾经的功能直接和你的免疫功能发生关系。所谓“正气存内”，“正气”实际上就是“先天之气”。人体“先天之气”是来自肾经，你在做腹式呼吸的时候，当腹部的肌肉运动的时候，腹部的9条经络，其中靠的任脉的这两边的两条肾经就受到激发，又加上腹部肌肉的运动，肾经就活跃了。肾经活跃以后，它的功能旺盛了，它就能够提高人的免疫系统，就能够提高体内血液里边的免疫细胞和免疫球蛋白。

腹式呼吸使得肾气旺盛，肾经活跃，它所造成的免疫功能的提高比那3个穴位要强。除了腹式呼吸以外，每天再做一做体育锻

下蹲运动，激活 12 经和奇经八脉，使得全身气血畅通。

炼。我们这个所谓体育锻炼，不要求是一个强烈的体育锻炼，比如说你跑几百米，或者一千米、几千米。我们上次说的，我们所谓的"312"的体育活动是轻微的，不是剧烈的，你只是要做做下蹲和起立，而且这个根据自己的体力，自己掌握。这个力度和时间，都由自己掌握。

以两条腿为主的体育活动，活动一下，他这结果是什么呢？结果是全身的正经的 12 经，再加上奇经八脉，20 条经络都活跃起来。这 20 条经络都活跃起来，使全身的气血都畅通。我想大家都有这个体会，稍微做一点活动的时候，呼吸也加快了，脉搏也快了，甚至您感觉有一点喘了，有一点出汗了，甚至于肌肉有一点累的感觉。在这种情况下，全身的气血畅通。全身的气血畅通，不但能够提高血里面氧的含量，也可以提高身体里边的免疫球蛋白、免疫白细胞。所以，体育运动，哪怕就是很少的体育运动，只要有轻微活动，全身的经络都活跃。全身的经络活跃，免疫功能就提高了，就能够防止外来病毒的侵犯。

到现在为止，凡是我们所了解的我们的学员，坚持做"312"的人，没有一个人受了"甲流"的感染。所以，我们感觉很放心。如果通过电台，通过国家的卫生部门，一方面现在切断传染源，一方面提倡各种预防的办法，包括打疫苗，我们都不反对。我觉得这

"312"就像你身体健康的3道防线。

都是正常的。可是，如果我们每个人都做一做这个"312"经络锻炼，成效会更好。因为做"312"太容易了，3个穴位的按摩，1个腹式呼吸，再做一点体育锻炼，完全能够使您的免疫的功能提高。特别是这个腹式呼吸和体育活动，成倍地提高免疫力。这些都有科学根据，都有实验的根据。

比如说按摩足三里这个穴位以后，查血液里面的免疫细胞，查免疫球蛋白，它马上就有变化。对针灸早就有结论了，你针刺足三里，能够提高血液里面的免疫球蛋白。"312"的结果，应该跟针灸的结果是一样的。针灸是直接用针来针刺这个穴位，实际上针对的也是经络。那么，我们现在用这个"312"的办法，3个穴位的按摩，就能够影响全身各个部位，这是第一道防线。再不行，咱们加上第二道防线，每天再做一做腹式呼吸。特别是提高您的肾经，提高肾气的功能，直接就影响了免疫系统。再加上再做一点体育活动，下蹲起立，那么全身的气血畅通了，免疫功能大大提高，肯定对于防止甲流有决定性的作用。希望各行各业的人，增加一种办法来预防甲流的蔓延和感染。我觉得这是完全有把握的。

- **"312"最关键的是要增强自身的免疫系统**

通过以上介绍和分析，我想大家对这个312经络锻炼法能够被

持之以恒的锻炼对"312"练习者至关重要。

我们利用来提高身体素质，预防"甲流"，应该有了一些比较清醒的认识。那么，我也注意到，这个312经络锻炼法，最关键的是要增强自身的免疫体系，来能够更好地预防甲流的入侵。而通过我们前面的讲解，大家也应该能够深刻地体会到，"312"经络锻炼法，包括所有的锻炼，贵在坚持。

我们反复在强调，大家应该是通过这个长期、持之以恒的坚持这样一种正确的锻炼方法，来逐步提高自身的免疫力。

畅销健康图书

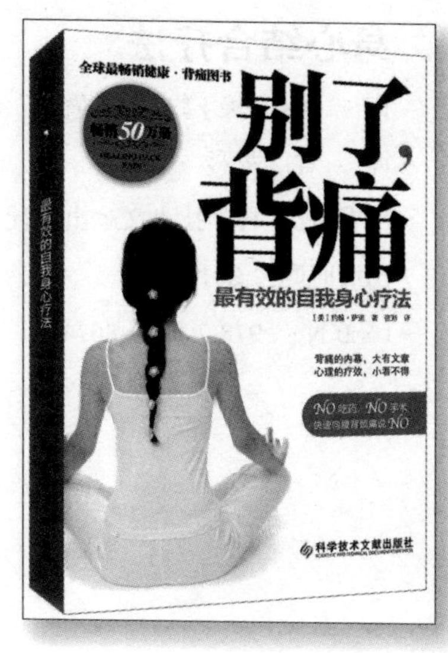

别了，背痛

作　　者：[美]约翰·萨诺

译　　者：张彩

出 版 社：科学技术文献出版社

出版时间：2014-6-1

ISBN：978-7-5023-8675-7

★世界畅销背痛类图书，热销500000册！

★纽约时报畅销书，亚马逊健康图书排行榜！

★不手术，不物理治疗，美国专家教你跟背痛说再见！

★数万治愈患者自发建网站，感谢作者并分享心得！

★中国日报网、搜狐、凤凰、老人报、广州日报等媒体竞相关注！

背痛发作的时候，有没有想过是什么原因？还有，怎么来结束它？

很多情况下，背痛并非来自身体外部的损伤或内在的结构异常，而是来自自我的情绪。当个人的情绪紧张或受到压抑，往往会作用于肌肉和神经，产生疼痛。

本书从背痛着手，分析原因，查找根源。作者发现，情绪之于背痛至关重要，心才是病的根源，告别焦虑、恐惧和压抑等恶劣心理，拾起积极的态度和愉悦的精神，找出病痛的情绪源头，方是健康之道。作者积几十年的研究，摸索出心身结合的疗法，使人们不再依仗纯粹的吃药和打针等物理治疗。本书尤其适合备受背痛、腰肩颈问题困扰的上班族，众多读过此书的病人，背痛都得到了有效治疗。

畅销健康图书

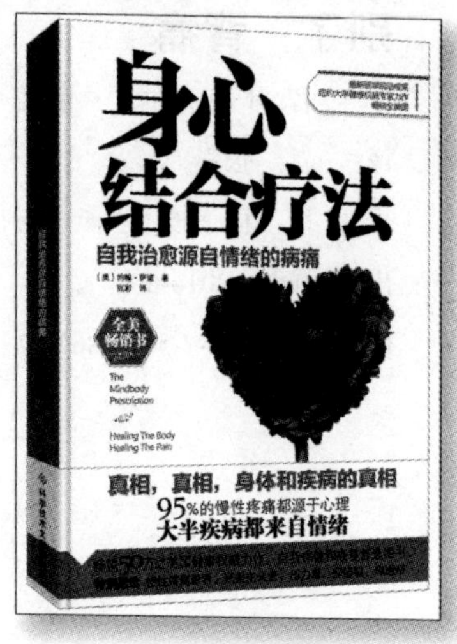

身心结合疗法

作　　者: [美] 约翰 · 萨诺

译　　者: 张彩

出 版 社: 科学技术文献出版社

出版时间: 2014-5-1

ISBN: 978-7-5023-8674-0

★美国知名健康专家畅销力作!

★真正说透身体和疾病的真相，自我保健和康复实用书!

★运用身心结合疗法，跟病痛说再见! 为感谢作者，治愈的病人自发建立专门网站，数万患者在这里分享感动和心得!

★特别送给慢性疼痛患者、完美主义者、压力哥、抑郁姐、焦虑帝

真相，真相，身体和疾病的真相。

95% 的慢性疼痛都源于心理，大半疾病都来自情绪。

疼痛和疾病，总是困扰着人们，让人去之而后快。但寻找原因，往往并非来自身体内在结构的缺陷和异常。

本书作者，美国纽约大学医学教授约翰 · 萨诺，经过二十多年的研究终于发现，情绪对于身体和疾病的作用至关重要，不容小视。慢性疼痛和疾病，大多有心理原因，大都是受压抑的情绪引起的，焦虑、愤怒、恐惧……往往让我们深受其害。在书中，作者借用亲身经历，旁征博引又深入浅出地讲示身体疼痛的原因和解决之道。他从潜意识和情绪入手，提倡心身结合的疗法，并成功亲自治愈了数万名病人。